名老中医杨从鑫
脾胃病诊治经验

程玉峰　胡秋伟　赵园园　编著

中国科学技术大学出版社

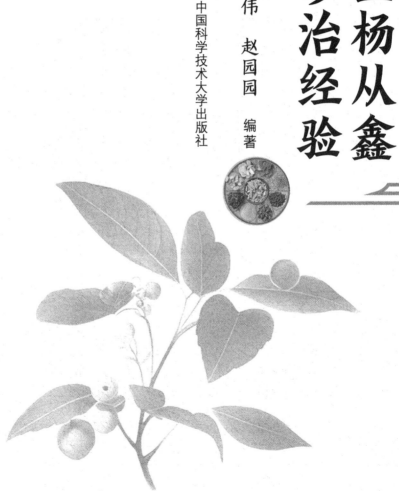

内 容 简 介

本书是介绍全国名老中医杨从鑫论治脾胃病的专著。中医内科主任医师杨从鑫是国家级第五批、第六批全国名老中医,全国名老中医药传承指导老师。本书共分为三篇。上篇为脾胃病诊治概述,介绍了脾胃系的生理、病理特点,脾胃病辨证思路、诊疗特色及用药处方特点。中篇为名老中医杨从鑫脾胃病经典案例,选取了杨从鑫在脾胃病治疗中的典型案例,展示了他的诊疗思路和治疗方法。下篇为杨从鑫临床诊治、用药等经验和体会以及作者在跟随杨从鑫学习后再读中医经典的心得体会和经验总结。

本书适合中医临床专业的学生学习使用,也可供相关科研及工作人员参考。

图书在版编目(CIP)数据

名老中医杨从鑫脾胃病诊治经验/程玉峰,胡秋伟,赵园园编著. --合肥:中国科学技术大学出版社,2024.7
ISBN 978-7-312-05979-7

Ⅰ.名… Ⅱ.①程… ②胡… ③赵… Ⅲ.脾胃病—中医临床—经验—中国—现代 Ⅳ.R256.3

中国国家版本馆 CIP 数据核字(2024)第 098412 号

名老中医杨从鑫脾胃病诊治经验
MING LAO ZHONGYI YANG CONGXIN PI-WEIBING ZHENZHI JINGYAN

出版	中国科学技术大学出版社
	安徽省合肥市金寨路 96 号,230026
	http://press.ustc.edu.cn
	https://zgkxjsdxcbs.tmall.com
印刷	合肥市宏基印刷有限公司
发行	中国科学技术大学出版社
开本	710 mm×1000 mm 1/16
印张	11.5
字数	222 千
版次	2024 年 7 月第 1 版
印次	2024 年 7 月第 1 次印刷
定价	50.00 元

前　　言

　　随着社会的发展和人们生活方式的改变,脾胃病发病率逐年上升,成为严重影响人们身体健康和生活质量的常见疾病,中医药在脾胃病治疗中有着悠久的历史和丰富的经验。杨从鑫老师出身中医世家,酷爱岐黄之术,熟读中医经典,致力中医内科临床工作已50多年。他躬身实践、博学深思、争时立新的严谨治学态度,在脾胃病、肝病、心脑血管疾病、肺系疾病及中医妇科等方面均有很深的造诣和创新。其中,脾胃病诊治是杨从鑫的特长之一,其运用独特的中医理论和方法,治疗脾胃病疗效显著,为众多患者带来了健康和希望。为了更好地传承名老中医杨从鑫的脾胃病诊治经验和发扬他的精神,我们编写了本书。

　　本书共分为三篇。上篇为脾胃病诊治概述,介绍了脾胃系的生理、病理特点,脾胃病辨证思路、诊疗特色及用药处方特点。中篇为名老中医杨从鑫脾胃病经典案例,选取了杨从鑫在脾胃病治疗中的典型案例,展示了他的诊疗思路和治疗方法。下篇为杨从鑫临床诊治、用药等经验和体会以及作者在跟随杨从鑫学习后再读中医经典的心得体会和经验总结。

　　本书的编写得到了众多专家、学者的支持和帮助,在此,我们向他们表示衷心的感谢!同时,我们也希望本书能够为读者提供有益的参考和帮助,为中医药事业的发展贡献力量。同时,在编写的过程中,限于编者水平,书中不足之处在所难免,敬请读者批评指正!

　　最后,我们衷心感谢所有关心和支持本书出版的朋友!

程玉峰

2023 年 10 月

目　　录

上篇　诊治要论

中篇　临床验案

下篇　医论医话

上　篇

诊 治 要 论

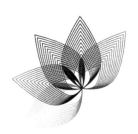

第一章　脾胃的生理病理论

一、论脾

古今对脾的大体解剖学认识上是比较一致的，如《难经·四十二难》谓："脾重二斤三两，扁广三寸，长五寸，有散膏半斤。"明朝《医学入门》记载："脾扁似马蹄，微着左胁。"对脾的形态、位置做了明确的说明。以上描述脾扁而长的形态，颇似现代解剖学的脾脏。

中医学所阐述的脾，主运化的功能，也包括小肠在内及其小肠的吸收功能。如《难经集注》谓："脾，仰也，在胃之下，俾助胃气，主化水谷。"联系脾的功能，并重申与胃的密切关系。至于"在胃之下"，指十二指肠和小肠，位置均在胃下方。可理解为胃主纳在先、在上，脾主化水谷在后、在下。

（一）脾的生理功能及其特点

1. 脾主运化水谷精微

《素问·经脉别论》记载了"饮入于胃，游溢精气，上输于脾，脾气散精……"的论述，明确指出了脾主运化的功能。《素问·刺禁论》中的"脾为之便，胃为之市"和《灵枢·营气》中的"谷入于胃，乃传之肺，流溢于中，布散于外"等，进一步详尽论述了脾主运化的功能。张景岳提出"脾司运化"，《诸病源候论》中提出"脾主磨"，脾既能消化食物，又具有吸收功能。

"运化"主要包括精微与水湿。前者为主，后者为相应之辅。精微源于水谷之外界营养物质，输布以滋养脏腑躯体经脉等。水湿包括过剩的水液和水谷不归正化的湿浊。精微为生理所需，水湿常为致病的物质基础。由此可见，"脾虚生湿"为病理过程，"湿"是病理产物。湿的形成，必然与脾的功能不调有关，湿留于中焦，则为痞胀腹满，湿从下泄，则生泄泻；布散于外，则可为面浮肢肿等。

2. 脾藏血、统摄血液

脾对血液的功能应包括要藏与统摄两个方面。《难经》记载脾"主裹血"，可以理解为藏血。藏血本系肝所主，但是脾为气血生化之源，既属藏血液的脏器，又能统摄血液。气能统血、摄血，若统血无权，可导致血离其经，血溢于外。脾既能"裹血",脾大者裹血必多。裹血过多,统摄失常,可致血瘀、血虚和出血等病变,如收藏过多,不能正常地协调运行,则脾脏之内血固然多,仍见血虚或出血等证。血如瘀滞日久,留于络中,成为瘀血,则同样亦不能为其正常运行濡养等功能。

3. 与预防疾病、免疫功能有关

脾主运化,为后天之本,气血生化之源,则自与免疫能力密切相关。《灵枢·师传》亦谓:"脾者主为卫。""卫"指人体抵御邪气、免疫保护的功能。临床上脾胃虚弱的人,若不慎饮食,不避风寒,常易感受外邪。经补脾治疗后,病情好转,脾气健运,抗御邪气的功能亦相应提高。在疑难病症的外感疾病病程中,需时刻注意勿使脾胃气阴受损并及时予以调治,正气盛,邪气祛。在外感热病后期的治疗中,也需要重视脾胃功能,有助于早日康复,避免复发或再次感受外邪。

4. 脾与情志的关系

脾为气血生化之源,脾胃功能不足达到一定程度时,也自然会影响到我们的精神活动。《素问·宣明五气篇》记载:"五脏所藏……脾藏意。"《难经·三十四难》曾谓:"脾藏意与智。"关于脾与神志的关系,中医学非常重视精神情志,从现代医学的观点来看,它是精神活动的一部分,是人体对外界事物的反映。内脏功能如有所改变可影响精神活动的变化。大脑是我们一切精神活动的物质基础。大脑不但能影响人的情感、思想等精神活动,同时也控制和调节内脏的功能活动。脑为髓之海,需气血的濡养。临床上用补脾方药和饮食调治,使脾气健,情志疾病相应可以得到改善,说明健脾方药对神经系统具有一定的影响。

(二)脾病病因病机探讨

1. 体质与饮食

由于脾功能不足所致人的体质有强有弱,每与先后天有关,而先后天又互有联系。素体脾胃虚弱之人,主要责之于肾与脾。《灵枢·阴阳二十五人》所载"土形之人……黄色、圆面……多肉、上下相称",似指脾胃功能健壮之体质。"瘦而无泽者,气血俱不足",此"气"亦包括脾胃之气,脾胃虚弱,气血亦不足。这些论述,说明人的体质差异,对发病学亦有参考意义。水谷经胃的受纳、腐熟,脾的运化,而化生气血津液。《黄帝内经》(以下简称《内经》)五味所伤的论述,如"味过于酸……脾气乃绝……味过于苦,脾气不濡"等。脾在味为甘,适当进些甜食,有益于脾气,但味过于甘,反有害处。所以朱丹溪曾言:"五味之过,疾病蜂起。"《灵枢·师传》记载:"食饮者,热无灼灼,寒无沧沧。"饮食过热过寒,都不适合消化系统的生理所需,暴饮暴食、强食、强酒、饥饱失常等都能导致脾胃疾病。《千金方·道林养性》曾载"食当熟嚼,莫强食,莫强酒……令如饱中饥,饥中饱"等养生防病之至理名言。李东垣十分重视饮食调理,在《东垣十书·脾胃将理法》提倡"宜谷食多而肉食少","勿困中饮食"等,以上简述,足见饮食因素与脾胃关系之密切。饮食所伤,可以成为湿浊、食滞等病理因素,湿与滞均可化热,食滞还可以成积,使脾胃升降失司,消运无权,变生种种病证。

2. 外因

《素问·至真要大论》曰:"土湿受邪,脾病生焉。"外感六淫致病,对人体脏腑均有伤害,脾胃同理。尤以湿邪侵袭,易伤脾气。外湿,特别是夏季,湿邪入侵后,影响脾的运化功能,常由外湿而兼病内湿,至此则外内合邪,于病尤重。湿邪又兼风、寒、暑或温热等病邪伴随而伤人。湿邪又有随体质和脾胃功能等因素而转寒化或热化。但一般以损及脾胃之阳而呈寒湿者居多,诚如吴鞠通在《温病条辨·寒湿》中所说:"湿之入中焦……伤脾胃之阳者,十常八九。"损及脾胃之阳,则阳不足而阴有余,每呈寒湿之证。如属胃热内盛或素体阳旺者,湿邪可从热化。不论寒化、热化,多兼见胃家病症。由于脾土与肝木密切相关,湿热病邪可由脾胃而及于肝胆。湿热蕴于肝胆,可见寒热、胁痛、口苦等症。

3. 生活方面

《素问·本病论》记载:"饮食劳倦即伤脾。"《灵枢·九针论》谓:"久坐伤肉。"劳累过度,能量消耗太多,使气血津液不足,脾的功能负荷增加,渐致脾虚。反之,体力活动过少,逸多劳少,尤以长时间的伏案久坐,思虑多,更易使脾气失运,气血不畅。若此之人,饮食量一般较少,气血精微化源不足,脾本脏的濡养亦相应不足,互为因果,四肢肌力渐弱。

二、论胃

胃为六腑之一,与脾相合,饮食通过脾胃的腐熟、运化,生成气、血、精、津液,营养全身。

(一)胃的生理功能及其特点

1. 胃主受纳,能磨谷消化

《灵枢·平人绝谷》记载胃"受水谷三斗五升"。《诸病源候论》指出"胃受谷而脾磨之"的论述后,对胃的生理功能主要作用于"受纳、胃者围也","胃为水谷之海"之意。《素问·太阴阳明论》谓脾主"为胃行其津液"。认为胃既纳谷,亦能磨谷,才能使食物腐熟、消化入小肠,成为精微、津液而由脾运行周身。在《医经句测》程氏提出"胃无消磨健运则不化"之说,强调胃的消化功能。指出胃的受纳、消化功能及其营养物质供应的关系。"磨谷"概括为胃的蠕动和消化过程。胃既有此重要功能,经过腐熟、磨化,才能完成"饮入于胃,游溢精气"的作用。

2. 胃腑多气多血,体阳而用阴

《素问·血气形志篇》指出"阳明常多气多血",此"阳明"既指经脉,亦包括胃腑。胃既有纳谷、磨化的功能,全赖胃中之阳气,故古人概述"阳气即胃中所禀之性",犹如"灶中之火"。由于胃腑体阳而主动,其动自上而下,蠕动不已,才能使已腐熟之谷气下入小肠,由小肠继续"化物",大肠为之传导。在胃与小肠"磨""化"的基础上,由脾行其津液。津液也是胃体功能活动的物质基础。如无胃之阳气则饮食不能纳,纳而不能磨化。若无胃中之津液,水谷何能腐熟?人之所以能食能化者,全赖胃中之津液,吴瑭《温病条辨·中焦篇》提到"胃之为腑,体阳用阴"的论述。叶天士提出"阳明阳土,得阴自安"的论述,也是重视胃阴的理论概括。人体各脏腑皆禀气于胃,胃不仅是"水谷之海",也是"气血之海"(《灵枢·玉版》)。全赖胃之气血充足,才能完成其重要功能。胃中水谷不断,气血亦充盛不息。

3. 胃主升清降浊

叶天士《临证指南医案·脾胃篇》所述:"胃宜降则和……胃气上逆固病,即不上逆,但不通降亦病矣。"脾胃功能是升清而降浊,胃位于中焦,与脾同为上下升降之枢,喻嘉言提到"一胃分与三脘,上脘多气,下脘多血",认为"上脘清阳层多,下脘湿阴居多",此论甚为经典。上脘是胃底为主的部位,下脘应在胃角水平线以下,上、下脘之间属于中脘。胃中气体轻而在上,故与"多气"之说相颇。水谷及胃中津液贮于下脘,即使胃中食物已排空,该部尚有胃津,在一定意义上,称之为"浊阴"。慢性胃病嗳噫常见,其气常"清"。若呕吐或反胃,胃中食物残留或痰涎从口吐出,其液为"浊"。又如胃本腑病变的出血,以下部为多。胃以通降下行为顺,才能磨谷、化物,清浊分明、糟粕得下。胃气和则能食而化,气血以生,寝寐得安。

4. 重视胃气为本,合理润、燥并用

人体是靠水谷以化生精微气血,充养脏腑百骸,故常有"五脏皆禀气于胃""胃者人之根本也"之说。至于"胃气"的含义,除胃的功能外,还体现在气血充盛,运化通畅,缓和均匀的正常脉象。由于人体气血运化与胃相关;故有"胃者乎人之常气也"之称(《素问·平人气象论》)。以"胃气"作为平脉"脉以胃气为本""人无胃气曰逆""脉无胃气亦死",四季平脉,均称"胃脉",以示胃在人体中的重要性。临床如见重病之人,胃尚能纳,犹有生机。若谢谷不纳,胃气败绝,则预后严重。由此可见胃气亦可作为判断疾病预后的主要指征之一,可见胃功能的重要。东垣详于治脾,药以甘温居多,叶桂重视胃阴,补前人之不足,各有所长,互为补充。但如片面地以"脾喜刚燥,胃喜柔润"为常法,对胃家之疾一概投以滋阴柔养,势必矫枉过正,同样会犯偏执之弊。

对临床病例应做具体分析,用润用燥,根据病情。人体禀素有阴阳偏胜所食的谷、肉、果、菜,其性不一,四时寒温不同,情绪及劳逸有异,故胃之喜恶亦不能一概

而论。一润一燥，各有相当，俱为胃家所宜，需从胃对食品、药物之属性选择既喜润，亦喜燥之品。

（二）病因

1．先天不足，后天易损

临床上往往从病史、体质形态结合征象而判断其先天情况。当然，体质因素与后天关系密切。从胃的解剖形态而言，有位置、大小或厚薄的差异，这些差异对胃的功能亦密切相关。《灵枢》提出"瘦而胃薄者，不胜毒"，认为肌肉较丰满而结实者"胃厚"，反之则"胃薄""胃下""胃不坚"。凡属先天不足，胃之形态病理有不足者，易罹胃疾。后天易损伤，包括饮食所伤，用药不当，尚有少数服食毒物，或跌打损伤上腹等因素。胃病而加用力、劳累、饮食不当，亦有导致胃穿孔、出血之可能，在同样致病因素中，发病率高于"胃厚"体壮之人。

后天损伤胃腑的因素多端，熟悉病因，对预防疾病具有重要意义。

2．风寒外邪，必犯于胃

"鼻气通于肺，口气通于胃"。风寒外邪，亦常可犯胃，日常所见"寒气客于胃，为噫（呃逆或暖气）"即其例。寒邪犯于胃腑，还可引起胃中冷痛、呕吐等症。至于湿热病邪，经口而人者亦为常见。吴瑭（《温病条辨·中焦篇》）所说："湿热之邪，从表伤者，十之一二；由口鼻入者，十之八九。"诸如湿温、黄疸、痢疾、吐泻等病证，都由于湿热经口而入，伤于胃腑，波及他脏所致，胃居中焦，邪乘虚入，可以外达于卫，充斥三焦，甚则因热邪炽盛而扰于心。

3．饮食不当，伤及脾胃

《素问·痹论》曰："饮食自倍，肠胃乃伤。"饮食质量不足，无以充胃气，化精血，营养全身，亦损伤脾胃，使中气虚馁。食填中焦，气血壅滞，损伤脾胃。其所说"自倍"，意即超过正常的量，这对小儿、老人尤其应加注意，虚人、病后亦必须掌握饮食的量，否则饮食过量，非徒无益，反而有害。饮食所伤，除质、量以外，还包括饮食的温度、硬度以及进食的时间等因素。从病因而言，有伤食与伤饮之分。饮酒所伤，《医述》所说"若醉饮过度，毒气攻心，穿肠腐胁，神昏志谬"，《医门法律》详论"饮沸酒"（黄酒）之毒害，使胃中"生气不存，窄隘有加"。对浓度较高的白酒之害，人皆知之。唯当今各种饮料日益增多，过量恣饮而损伤脾胃者已不少见，值得引起高度重视。伤于饮食，纳而难化，食滞停积，气机窒塞，为胀为痛；胃气上逆，为哕为呕；或食而不及磨化，传化失司，清浊不分，杂而下泄。

胃虚则病，胃实亦病。实证不及时调治或反复患之，则可由实致虚。气血不充，气不化湿，血行不畅，虚中尚可夹实。以"易虚易实"，以示治胃病之不可拘泥于一味补虚或专攻泻实，说明饮食有节制对预防疾病的必要性。

4. 情志失调，加重胃病

"七情内伤，脾胃先病""木克土"的病机概念，即包含情志失调而导致胃病的内容。叶桂所谓"胃土久伤，肝木愈横"，都说明在胃家已病的情况下，情志因素系主要因素。

研究者在临床实践中发现，胃对情绪的反应非常敏感。据资料统计，情志失调引起者占43%，尤以肝胃气滞证为多见，情绪对胃的影响于此可见一斑。

（三）病机

上述诸因，均可引起胃病。病理性质有虚有实。病理因素有寒有热。虚实和寒热互有关联，而气血病理是其基础。

1. 气血之病

胃气以和降为顺，气不和则滞，不降则易逆。气滞则病，气逆亦病。气滞不畅，可表现为胃脘痞胀、疼痛，不知饥，食后而胀尤甚，气滞甚则撑胀及于两胁。嗳气、矢气可以排其滞气，故得嗳及矢气觉舒，嗳气不遂则脘胀尤甚。气逆之状，如呃逆、恶心、呕吐，并常伴见嗳气，食后嗳逆，有时可出现食物反流。实证常见明显的气滞、气逆病机，胃虚亦可伴见气滞。胃气既虚，磨化功能不足，气机不畅，气留而不降，亦可伴见气滞。如兼肝气横逆，乘侮胃土，则胃气虚而可伴见气逆。如脾气亦虚，阳微不升，胃气亦随脾气以陷。胃热胃实，气火上亢，可以伤及胃络而致出血，阳络内伤，血从上溢为吐血，血色鲜红。胃中虚，气不摄血，亦可出血，一般呈黑便溏泄，属于便血——远血。出血之疾，其血必虚，根据出血量之多少，而呈现相应的血虚证候。与此同时，离经之血不能尽去，常伴有不同程度的血瘀。气滞久则血运不畅，可致血络瘀滞。气滞与血瘀又可相互影响。气滞不消，其瘀尤甚；血瘀不祛，其气尤滞。血虚者其气亦虚，尤以原系气虚之人，因气不摄血而出血者，气血俱虚之证尤著。

2. 胃寒、胃热论

（1）胃寒：外感寒邪，经口入胃，或经体表肌肤通过经络而及于胃。胃气虚、胃阳虚到者，寒自内生。其寒最有内外之分，每常相兼，如有内寒者易感外寒，感受外寒者亦易加重内寒。胃中寒，胃气易滞。饮食水谷不易腐熟，容易停积于胃中。胃寒而气滞，久则津液凝聚，可以成为痰、饮，表现为多唾清涎、呕吐、脘痛且胀、胃中有水声、腹鸣辘辘、头眩等症。脾阳亦虚者，则见下利，腹胀浮肿。肾阳不足，命门火衰，则可见反胃，朝食暮吐、暮食朝吐等症。

（2）胃热：外感寒邪，郁而化热，或感受温热之邪，正如吴瑭所说："邪从口鼻而入，阳明为必由之路。"素体胃热；或酒食不节，胃中生热；或肝气久郁化火犯胃；或胃阴不足，阴虚生热。胃热由于外邪所干者属实，自内而生者有虚有实。性俱属热,但病变有同有异。相同者,胃热必耗津液,故口干而渴;胃热上蒸则可见口臭、口疮;胃热兼气滞气逆,碍于升降,腑气易秘,故脘腹胀满,大便干结;气逆于上,亦可为吐为哕。所异者,外感者必有相应症状,着外感邪毒盛者,"毒既入胃,势入敷布于十二经",征象不必赘述。

胃中热则耗伤胃津,热愈盛则津伤愈甚。外感温热病邪炽盛者,耗阴尤速,故在病后胃阴迟迟不复。此外,胆热可以犯胃。《灵枢》早就提出"邪在胆,逆在胃"之说。《素问》亦有"口苦者,胆疸也,疸者热也"之论。胆热逆于胃中,胃之膜络受其影响,易致气滞、郁热,若原有胃病者、尤增其疾。然胆液损伤胃膜,常可加重气滞、血瘀、中虚等病理因素。

胃是纳而磨化,体阳用阴,多气多血;上清下浊,主降宜和;胃气为本,喜润喜燥等多方面的生理特点。引起胃病的病因较多,有先天因素和后天因素。外邪、饮食所伤和情志失调等均为常见之因,至于劳倦过度,损伤脾胃,亦应予以重视。上述诸因,还可相兼为患。关于胃病的病理,主要是气和血的异常,气血之间又常相互影响。病因除胃寒、胃热之外,尚有湿浊、痰饮、食积等。其病理过程和临床表现,可参考脾病的相关内容。脾胃,为后天之本,故有关的内容,脾、胃两篇中应相互参考,以免重复赘述。

第二章 脾胃病诊治概论

一、论脾胃类疾病治法概要

广义上脾胃病包括整个消化道的疾患,消化道始自口腔,经食管、胃、小肠(包括十二指肠)、大肠(包括直肠),最终至肛门。整个消化道按《难经·四十四难》所载,有飞门、户门、吸门、贲门、幽门、阑门、魄门"七冲门"。杨玄提注谓:"冲者:通也,出也。"整个消化道的生理要求如下:上下通畅,黏膜濡润,消运得宜,传动正常。

食管古称"胃之系"(《难经集注》)、"咽管"(《医碥》),属于胃的连带部分。十二指肠(尤以球部)进一步消化食物,从其功能而言,似亦同于胃,小肠属脾。总之,消化道的脏腑包括脾胃、小肠、大肠,与肝胆的疏泄功能息息相关,与上焦心、肺联系,还受肾正常功能的影响。因脾胃在生理上的重要性而历来被称作"后天之本",为全身升降调节的"枢纽"。消化道疾病甚多,治法亦不少,但归纳其中主要者,总以升降、润燥、消补、清化八字为主。其间各有特异,又互有联系,具体选用得宜与否,直接影响防治效果。

(一)升清降浊

升清、降浊是脾胃疾病治疗学的重要理论与大法。关于升与降之间的关系,一般来说,以降为基础,为前提,没有降就无所谓升。

1.降

降是胃肠道正常蠕动、传导的功能。降是下行、通降之意。水谷——外界营养物质自口经食管至胃、肠,都属于降的过程。如降的功能异常,即可导致水谷在胃肠中滞留,形成"不通"的病机。引起"不通"的病理因素较多,包括食积、湿阻、气滞、血瘀和虫积等,而以气滞较为常见。胃中气滞则见脘腹痛、胀、痞、满或大便秘结。胃中气滞而上逆,轻则嗳逆频多、恶心,重者引起呕吐。

降法主要有降气与通腑两类,而以降气为基础。

降胃气,即和降胃气。由于肝主疏泄,胃中气机之调畅与否,常与肝气之疏泄功能密切相关。降气者,兼疏肝理气。若因气郁化火、气火上逆,降气亦兼降火。如夹湿浊、痰饮、食滞等因素,降气与化湿、祛饮、消导等法据证而配用。

降气、理气的药物,一般能增强食管、胃、肠的蠕动,改善消化道的分泌和吸收功能。对于胆汁反流性胃炎或反流性食管炎等疾患,也能通过"降"的治法,使反流得到纠正或改善。此外,和胃降逆的药物可以止吐、改善食物反流,促使胃肠道过多气体吸收或排出,使脘腹痞胀不适等症状得以缓解。降气、理气之药使胃恢复"以降则和"的功能,因而,在治疗脾胃疾病时常以理气、降气列为常用且主要之法。

降法的具体运用:治疗脾胃疾病的降气药,一般属于理气药的范畴。据临床经验,枳壳或枳实、青皮、陈皮、佛手、檀香、降香、沉香等较为常用。降胃气之上逆者,常以柿蒂、旋覆花、法半夏、代赭石、丁香等。如证属胃气虚或胃阴不足者,配以益气、养胃而防滞气、滋腻之品。降肝气之亢逆失疏者,常用北柴胡、郁金、香附、白蒺藜等。临床上肝胃气滞常常同时存在,故上列药物常可据证而配合选用,苏梗善调肝胃气滞,宽胸利膈,亦为降气之常用药。

腑行不畅,大便秘结,固然有虚有实,但肠腑气滞也常是重要的病理因素,降气、理气药物也常可辨证使用,以通降、润养,增强传导功能为目的。

2. 升

升的生理功能,主要是指小肠的吸收,使水谷之精微运行全身,通过血脉的输送,以供生命活动所需。

升法主要指改善小肠的吸收功能;制止消化道过多的分泌;使肠管蠕动得以减缓。升法的具体运用,包括补气升阳和升阳举陷。由于清阳少升或不升,脾虚易生内湿。所以适当配用"祛风胜湿"一法,基本上也属于升法的范畴。临床上凡有大便溏泄而次多,腹部坠胀、鸣响,食少,神倦,气少乏力,肛门脱坠等症,当用升法。常用药如黄芪、党参、白术、升麻、荷叶、甘草等。配加防风、羌活等品也属于升。

升与降法虽不同,但都能纠正消化道疾患的病理因素,两者具有相辅相成之功。如胃降而脾得以升,阳升而胃气、胃体得充,胃用有源,胃始得以营运正常的通降功能。升降还具有调节消化道的动态平衡,流通三焦气化,影响新陈代谢和水液敷布转输。因此,对某些病例须将升降两法恰当地并用,升中寓降,降中有升,两者相伍,增强功效。

消化道疾病如脾胃气虚又兼气滞,用药以参、芪为主,升而补气,可配以枳壳、木香以理气。中虚气陷而兼气滞者,加入升麻、沉香以调升降,或配以荷叶、茯苓,亦属一升一降。又如胃降不足之证,也会兼有气滞。于滋阴养胃中加入调升降之品,如木蝴蝶配佛手、杏仁配青皮、竹茹配瓜蒌等,均为理气调升降而不致辛燥耗阴之品。又如消化道疾病气滞血瘀证运用血府逐瘀汤,方中桔梗、牛膝,一升一降,使全方行气活血药物更好地发挥治疗作用。

(二)润燥兼施

李东垣擅长治脾,药以甘温居多,叶天士重视养胃,补前人之不足,各有所长。

人体禀赋有阴阳偏胜,饮食起居劳逸习性亦有不同,致病之因不一,证候表现有异。故诊治脾胃疾病不能片面地以"脾喜刚燥,胃喜柔润"为常法,应根据病机,润燥兼施,各得其法。

1. 润

润是滋涵濡养之意。润剂能改善由于脾胃阴液耗伤而呈现燥热的病理。濡润消化道的药物,一般多能滋养脾胃之阴,脾胃之阴液充润则胃纳脾运健旺。吴塘(《温病条辨·中焦篇》)重视润养胃阴,尝谓:"胃阴复则气降得食,则十二经之阴皆可复矣","欲复其阴,非甘凉不可"。润法的内涵具有保护,濡润食管,胃、肠黏膜,促进消化道腺体分泌功能,修复炎症、溃疡。

润法的具体运用:润法适用于消化道疾患的阴虚干燥证候。如吞咽食物有干湿感,胸骨后灼痛不适,胃脘灼热嘈杂或兼胀痛,口干口苦,便秘不畅,口干欲饮,食少,形瘦,舌质干红等症,均适用本法。养胃的药物有麦冬、沙参、石斛、玉竹、芦根等。润养脾经的常用药有山药、扁豆、莲子肉、火麻仁等。白芍、蜂蜜则胃脾均润。阴血不足者,可加地黄、枸杞子、何首乌。夹瘀者配以桃仁、当归。胃阴不足而兼郁热者,可配加知母、天花粉、玄参等。乌梅与白芍相伍,酸以敛阴,亦生胃津液。西洋参益气生津,代茶饮服,其效益彰。

2. 燥

燥剂可以改善脾胃气虚、阳虚,运化无权,水反为湿,湿浊或痰饮内留等病理变化。补脾胃之气,温中焦之阳,化脾胃湿浊之品,均属治疗消化道疾病的燥剂。

燥法可使过快的胃肠蠕动得以减慢而复正常;减少胃肠液的过度分泌,纠正有余的液体病理因素;促进胃肠道对水分及消化液的吸收。

燥法的具体运用,主要有下列几点:

(1)燥脾湿。由于脾病运化乏力,多兼湿浊。如泄泻不论久暴,一般都有不同程度的湿,故治泻常酌用燥药。根据暴泻的病因,分别用祛风、散寒、消滞、分利等法与化湿燥剂配合。久泻脾必虚,脾虚必有湿,尽管有兼肝气侮中、肾火不足等证,然一般以脾虚为基础。运用健脾益气甘温之品如白术、党参之属。或配用祛风燥湿之品如羌活、防风等,或兼用温中化湿如炮姜、陈皮、半夏、木香等药。上述数种,均属燥剂范畴。

(2)燥胃湿。胃病有湿,湿阻气滞,脘痞不饥,舌苔白腻,有适用平胃散之证候者,临床颇为多见。经过苦温、芳香等燥药治疗,苔腻渐化,诸症随之改善。一般以慢性浅表性胃炎较多见,也有少数查见胃窦部萎缩性炎症或浅表萎缩性胃炎,亦有表现上述证候者,总以辨证为要,切勿拘于"萎缩性胃炎"而一概投以润剂。

又如胃中有痰饮,表现为脘腹痞胀,辘辘有声,泛涎或多酸,或呕吐未消化食物及痰涎,头目昏眩,神倦乏力,舌苔薄白,舌质偏淡或淡红等症。一般轻者因胃排空功能较差,胃中潴留液较多,可见于胃下垂、胃张力低的患者。重者可见于胃窦部炎症严重或球部溃疡,引起幽门不完全梗阻,以致经常呕吐,严重者表现为朝食暮吐,暮食朝吐。治以温中化饮,和胃降逆,苓桂术甘与姜夏之类,均为常用的燥剂温药。

胃酸过多,分泌有余,即是湿。湿在胃,易损胃膜。故临床上欲求制酸,有时需从化湿药中考虑,希其燥以胜湿,恢复或改善胃的疾患。

临证中需要润燥同用。例如较常见的脾胃阴虚夹湿证候,需用滋养之品与化湿药相配,润中有燥。既要润其阴,又要燥其湿,却又不可过燥伤阴。或取权宜之计,先化其湿,湿去而后护阴。又如脾胃气虚而兼阴虚之证,既要补气,又需养阴,虽有侧重,但需掌握润燥相当。此外,如黄连、半夏消痞和胃,配以瓜蒌,取小陷胸汤之法,去胃中痰浊,亦属润燥兼顾之例。

(三) 消补兼施

胃主纳谷,胃既有病而仍需纳谷,消磨腐熟功能常有不同程度的障碍,易导致食滞的病理因素,治宜消食导滞。脾胃虚弱,运化无权,当据证而投以补气或养阴之剂,由于补益之品容易滞气,故需佐以行气之品。消滞必兼行气,气行则滞得消。故消补兼施又是脾胃病的治法特点之一。

1. 滞则消之

消除食滞,增强或恢复胃之受纳、脾之运化的功能,亦即去其胃中宿食,助其消化。

消法的内涵:消滞的药物多数能直接作用于胃黏膜腺体,增加胃液分泌,有的药物能促进胃液分泌。其次消滞之品可以增强胃肠蠕动,使胃中食糜排入小肠,配用导滞药物,促进排便而使食滞从肠腑下泄。

消法的具体运用:常用消食药如神曲、山楂、麦芽、莱菔子等,配用大黄、枳实、芒硝等导滞通腑。根据所伤饮食的不同,选用相应的药物,这是中医药治疗的特色之一。例如因乳制品所伤,脘痞不饥,腹胀,可用山楂、藿香,舌苔白腻者加炒苍术、草豆蔻。瓜果冷饮所伤,可用丁香、肉桂、益智仁等。豆制品所伤,宜用莱菔子等。

2. 虚则补之

消化道疾病中脾胃气虚、阳虚或阴虚者,需相应地给予补气、补阳或滋阴之剂。

补剂对消化道疾病的黏膜病变具有修复作用;提高免疫机制;改善消化道内分泌和运动等功能。有时还表现为双向调节作用,如胃肠蠕动过缓者可使之适当增快;蠕动过快者可使之适当减缓。

补法的具体运用:胃、十二指肠溃疡,表现为中虚证候者,黄芪、白术等补气药内服可以促使溃疡愈合。慢性胃炎属中气虚或阴虚者,使用补气或养阴之剂,可使黏膜、腺体的病损获得改善。补气健脾的方药可以增强小肠的吸收功能,改善慢性结肠炎症等病理损害。脾胃气虚证常用药如炙黄芪、党参、山药、炒白术、茯苓、炙甘草等。胃阴虚者每以麦冬、白芍、石斛等为主,若配以适量白及、百合,可增强护膜之效。山药气阴俱补,故对胃阴不足证也可配用。

人是有机的整体,有些消化道虚证患者还可伴有肾阳不足、心肝血虚、肺气或肺阴亏虚等证。当根据病情分轻重、缓急、主次,分别配以温肾、养心、涵肝、补肝等法。

(四)清化湿热、随证用药

水谷不归正化即易成湿,故消化道疾病易见湿证。吴瑭所说:"阳明为必由之路。"外湿或湿热病邪,经口而入者,亦常影响脾胃而致病,湿浊可以化热,食滞、气滞均可生热,素体阴虚,病久阴虚者,易生郁热,嗜食酒辛者亦常表现里热的病机。上述湿、热病理因素,可见于食管、胃、肠等疾病。此外,胰腺属脾,系脾所包含的"散膏半斤"(《难经·四十二难》)。

湿和热的症状表现各有特点,但两者往往错杂并见,故清(热)与化(湿)两法亦应随证用药。

1. 清热

清热包括清胃、肠和肝经之热。

清胃热一般用黄芩、黄连、蒲公英、生甘草等。兼行气止痛者如木香、郁金等。兼养胃阴者如知母、芦根、石斛、瓜蒌皮、天花粉等。清热解毒者如黄连、金银花、白花蛇舌草、土茯苓、大青叶、半枝莲等。清肝经郁热如丹皮、栀子、知母、黄芩等。肝阴不足者,可用白芍、枸杞子、生地等。如肝、胃俱有热者,特别是慢性消化道疾病肝胃郁热证候,上述用药当互相参合,据证选用。肠中热,宜清肠,黄连、黄芩、黄柏、白头翁、马齿苋、败酱草等均为常用之品。苦参、石菖蒲亦善清肠热,大黄生用或酒制亦清肠热,兼能导瘀。如胃肠热损血络,吐、衄、下血,则应及时用清热止血之剂。芩连泻心诸方,清胃止血,地榆、侧柏叶、仙鹤草等亦善于止血,不论吐血、便血均可参用。

2. 化湿

化湿,适用于消化道疾病湿浊内盛之证。由于脾恶湿,脾病多湿,湿浊的消长与脾病的轻重常有并行关系。外邪湿浊为患,伤脾胃之阳者占多。湿邪在肝胆每易与热相合,形成湿热互结。湿为阴邪,胃湿一盛,不同程度影响胃腑腐熟水谷的功能,

化湿法常用苦温化湿,以祛脾胃之湿浊,苍术、厚朴与陈皮、半夏相伍。湿盛及表,表里俱病,藿朴夏苓汤、不换金正气散亦常选用。偏于胃湿、湿困胃阳,胃纳呆

滞,口甜而黏,脘痞胸闷不畅者,可加佩兰、砂仁、蔻仁、干姜。湿遏脾阳者参以温通之附片、草豆蔻、肉桂或桂枝。湿蕴经久,机窍不通者,菖蒲、薤白、益智仁等,均可随证选加。治湿宜取其泄之机,故茯苓、泽泻、车前子、薏苡仁、通草等分利之品,亦属常用之药。

由于湿郁可以化热,或湿热两者互兼,当掌握清热勿过滋,以防生湿、碍湿;化湿勿过温,以防伤阴、助热。胃中湿热与食滞每常相互助生、影响,故在清化法中宜参以消滞之品。湿热久留不祛,气机窒滞,易致血瘀,故遇湿热而兼血瘀证者,宜酌配活血化瘀之剂。尚有阴虚而兼夹湿浊者,用药宜慎,以防顾此失彼,有时须先投润剂如沙参、麦冬、石斛、芦根之属,充润其液,然后化湿。或润剂、燥剂参合用之,或选用化湿而不过于辛燥之品与养阴药恰当配用,使湿渐化而阴亦复。

二、论脾胃病常见证治

目前脾胃病主要包括胃痛、胃痞、泄泻、呕吐等,常相互并见,根据临床经验主要证型有脾胃气虚证、肝胃不和证及胃阴不足证等。在上述三类证型的病程中并且伴有兼证:血瘀证和湿阻证,可兼见于三类证型。此外,胃寒多见于中虚证,胃热可见于肝胃不和及胃阴不足证。食滞证在慢性病患者的病程中也可短时出现。

(一) 主要证型

1. 脾胃气虚证

主症:胃脘部隐痛、胀痛,空腹尤甚,得食则缓,痛时喜按,饮食减少,无力,大便易溏、脉细等。

治法:健脾益气。

处方:党参12 g,炒白术10 g,黄芪15 g,怀山药10～20 g,茯苓15 g,炙甘草3～5 g,陈皮5～10 g,木香10 g,大枣15 g。

如兼有畏寒怕冷、舌淡白、脉沉细等阳虚证,酌加干姜、肉桂、草豆蔻等温阳暖胃。兼腹部坠胀,小便频而色清,便后脱肛等脾气下陷者,配用升麻、柴胡等升提举陷。

2. 肝胃不和证

主症:胃脘部隐痛、胀痛,痛及胁下,嗳则舒,则胃脘胀痛尤甚,胸闷不畅,舌苔薄白,脉象弦。症状的发作或加重,与情志因素关系较为显著则伴有急躁抑郁等。

治法:疏肝和胃。

处方:北柴胡10 g,紫苏梗10 g,炒白芍10～20 g,炒枳壳10 g,佛手10 g,郁金10 g,鸡内金10 g,生甘草5 g。

如胃气上逆,嗳逆泛恶,酌加姜半夏、丁香、柿蒂、代赭石、枳壳等和胃降逆。若兼咽中不适、胸部隐痛,可配加木蝴蝶、八月札、厚朴。情志不畅显著,加郁金、合欢花、香附。脘痛胁痛较者,加延胡索、川楝子。气滞久而化热,胃脘有灼热感、嘈热、口干、泛酸,舌质微红者,可酌加牡丹皮、栀子、浙贝母、黄芩、蒲公英、左金丸等清泄肝胃郁热。

3. 胃阴不足证

主症:胃脘部隐痛、灼痛,病史久而经常发作,食少,消瘦,舌质干红,或多裂纹,或光红无苔,脉细带数或细弦。

治法:滋养胃阴。

处方:麦冬10～30 g,北沙参10～15 g,石斛10 g,白芍15～30 g,生地12～15 g,乌梅10 g,山药10～15 g,甘草3～5 g,川楝子6～10 g。

脘痛较著者,酌加绿梅花、佛手、木香等。阴虚郁热较著者,酌加蒲公英、黄芩、胡黄连、栀子等。大便干结者,酌加瓜蒌仁、火麻仁、决明子等。

(二)兼证

1. 湿阻证

主症:胃脘痞胀,伴腹部隐痛,口中黏腻,食欲不振,纳食差,身体疲倦。舌苔白腻,脉细濡。

治法:芳香化湿。

处方:藿香5～10 g,佩兰10 g,陈皮5～10 g,配入方中。

如白苔厚腻,胸闷,腹胀,加苦温化湿如炒苍术10 g,厚朴10 g等。胸痹脘痞不畅,加砂仁2～3 g,蔻仁2～3 g,薤白5～10 g。口渗清涎,可加益智仁。脘胀便溏,配加炒白术、茯苓、炒薏仁、焦三仙等。舌苔白腻经久不化,可酌加干姜、草豆蔻等。

2. 血瘀证

主症:胃脘痛经久时发,隐痛,痛位固定,舌质紫色、舌下静脉明显增粗且呈紫色,伴有黑便史。

治法:化瘀通络。

处方:当归10 g,赤芍10 g,五灵脂10 g,延胡索10 g,另冲三七粉1～2 g。可据证选配蒲黄等,并酌加香附、枳壳等行气药物。

凡中虚气滞证而兼血瘀证者,参用健脾益气方药。若原属胃阴不足证,兼见血瘀征象为防其里热损络,可加牡丹皮、制大黄、地榆等。

3. 胃寒证

主症:多见于中虚气滞证的病程中,胃中冷痛,痛势较重,畏寒怕冷,胃痛得温则缓,喜热饮,喜热喜暖明显,舌苔薄白,脉沉细。

治法：温中暖胃。

处方：高良姜 5～10 g，香附 10 g，檀香 5～10 g，肉桂 2～3 g，吴茱萸 1～3 g。

如值气候骤冷，头痛，畏寒，兼外寒者，可酌加紫苏梗、生姜、白芷、防风等如兼胸痹气窒，或泛涎水，酌加姜半夏、蔻仁、薤白等。脘痛甚者酌加细辛、沉香等。

4. 食滞证

主症：可见于中虚气滞、肝胃不和及胃阴不足证的病程中。因饮食不当，使胃痛、痞胀等症发作或加重，食欲不振，甚则不欲食，舌有腻苔或薄腻苔。胃中食滞兼寒者舌苔白腻，食滞兼热者舌苔黄腻，大便不畅或秘结。

治法：消食和胃。

处方：神曲、山楂、麦芽、鸡内金、陈皮等。

脘腹胀痛明显者，加莱菔子、枳实等。大便不通，酌加芒硝、生大黄。食滞夹湿者，加姜厚朴、法半夏等。兼胃热者加黄连、黄芩等。瓜果所伤，加肉桂、丁香、砂仁、益智仁等。伤于酒者，酌加葛花或葛根、砂仁、蔻仁等。因食油脂食品或乳制品过多者，重用山楂。甜味食品所伤，加佩兰、干姜等。

三、论脾的病证与治法

（一）脾的病证

《素问·脏气法时论》谓："脾病者身重、肌肉痿，足能收，善痿，脚下痛，虚则肠鸣、飧泄、食不化。"《灵枢·经脉》载："是动则病舌本强，食则呕，胃脘痛，腹胀善噫，得后与气则快然，如失，身体皆重。""是主脾所生病者，舌本痛，体不能动摇，食不下，烦心，心下急痛，溏、泄、水闭、黄疸，不能卧，强立股膝内肿厥，足大指不用。"《难经·五十六难》尚谓："脾之积，名曰痞气，在胃，覆大如盘，久不愈，令人四肢不收，发黄疸，饮食不为肌肤。"如上所述，脾病甚多。在临床最常见的脾病主要有泄泻、胀、痞、胃脘痛等。由于脾居中焦，为升降之枢纽，故脾与其他脏腑互有联系。如肝病及脾，脾病及肝虚及肾，脾弱影响肺、心等。脾胃有病，还可反映为头面窍络与二便的病证，正如《素问·通评虚实论》所述："头痛耳鸣，九窍不利，肠胃之所生也。"又如"中气不足，溲便为之变"，提出大小便异常也与脾胃之气健旺与否有关。其病机有虚、有实、有寒、有热。慢性脾病每常以虚为本，以寒居多。病理因素有水、湿、痰、饮、气滞、食积等。

水、湿、痰、饮，都是水谷不归正化的病理产物。其性质俱属阴邪，但由于形态、病位、程度等差异，故与之相应的征象有所不同。至于气滞，则往往是脾病常见的伴随因素，因为脾病必然影响运化功能，运化需借气的调畅，脾病而致升降失常，气机随之不畅,不畅即易气滞。由于气滞而致水湿、停痰、蓄饮,气滞久则尚可导致血瘀。

脾病往往是以脾气虚为本,以气滞为标,虚中夹实。脾病的血瘀,可由于脾虚气血不足,血行涩滞而成;或由脾不能统摄血液,血溢而仍有留经之血,积而成瘀;或因"裹血"过多,裹藏有余,运行不足,不能营其血液的正常功能,留而为瘀。瘀血不去,有碍新血的滋生,又使血虚不易恢复。食积、食滞有碍脾的运化,反复的食滞,久则致脾虚。若脾气已虚,失于健运,则饮食稍多,超过脾胃的负荷,易形成食滞,这与一般暴饮暴食而致食积者,程度上有所不同。

(二)脾病治法

关于脾病的治疗原则"虚则补之,实则泻之"。《素问·脏气法时论》提出"脾苦湿,急食苦以燥之……脾欲缓,急食甘以缓之,用苦泻之,甘补之"等论述。历代对调治脾胃之治法方药,不断充实、丰富,已为医家所熟知。根据长期临床实践体会,治脾方法可归纳为如下:

1. 益气健脾法

此法旨在补益脾气,为治脾虚的基本法,适用于脾气虚的证候。主症如纳呆,食后伴有脘腹胀满,大便稀溏,体倦乏力,面白无华,脉象细弱。主要方选四君子汤加味,药物如党参、白术、苍术、茯苓、炙甘草、炙黄芪、怀山药。如兼脾气下陷,腹部坠胀,尿频色清、脱肛,加用升阳举陷,配加升麻、北柴胡等。脾阳虚证,兼见畏寒、肿胀较著,舌质淡白、脉沉细,配加炮姜、砂仁、黑附片、豆蔻等。脾血虚证,兼见头晕、心悸、眠差,易劳累、面色苍白,唇舌淡,配加全当归、黑白芍、炒酸枣仁、桂圆肉、阿胶等。脾阴虚证,兼见口干、形瘦、舌红、脉数等症,配加莲子肉、炒扁豆、枫斗石斛、炒白芍、熟地黄等。

2. 行气健脾法

此法旨在健运脾气以消除气滞,主症为脘腹痞胀,消化不良,为治脾病气滞的基本法。常用药如陈皮、木香、砂仁等。兼食积等,食停中焦,痞胀而纳少,舌上有薄腻苔,配加炒建曲、焦山楂、鸡内金、炒麦芽等,并根据所伤饮食而佐用相应的消食药。湿浊困脾证,症见舌苔白腻,口黏而淡,不欲饮水,尿少、大便溏薄,配用运脾化湿法。例方如平胃散、不换金正气散等。常用主药如炒苍术、姜厚朴、姜半夏、佩兰、茯苓丁等。如系饮停心下,胃中辘辘有声,泛吐痰涎,头目昏眩者,用桂枝、茯苓、白术、甘草、半夏、泽泻。如见水肿、尿少,配加猪苓、车前子、泽泻等。脾湿酿痰者,以二陈汤为基本方,辨证加减。

上述两种治法益气健脾法与行气健脾法,配合其他治疗方法,针对脾本脏之病证,灵活应用。虚实夹杂者占多,则两法互配参用。至于脾虚不能摄血而致出血之疾患也,或见血瘀之证,均可在益气健脾方药的基础上,配用收敛止血或活血化瘀之品。

叶天士《临证指南医案》"虚劳"篇中所述"上下交损,当治其中",这是总结治虚劳调理脾胃的宝贵经验。"上"主要指肺,"下"主要指肾。诸虚百疾,脏损以肺、脾、肾为多,脾虚固当补脾,肺虚,肾损,亦应补脾。又如"肺理宜补脾""补肾不如补脾"等语,也是强调补益脾胃的重要性。《难经·十四难》指出:"损其脾胃,调其饮食,适其寒温。"强调饮食起居是防治脾胃的重要措施。如饮食不当,寒温失常,亦属事倍功半。山药、红枣、莲肉、粳米等亦药亦食,药食相辅,有利于健脾。诚如叶天士所述"食物自适者,即胃喜为补","能食者以气血兼补",均指出饮食调养必须根据胃气。食物适于胃气,为胃所喜,即有助益,具有"补"的作用。食之不合,胃所不喜,虽有丰富之营养,亦不必有益于机体。唯其食欲颇佳,胃气健旺,方可进食补养之药物。

脾病的机理每多以虚为本,以实为标。虚证以气虚为基础,实证以气滞为常见。其演化虽各有别,其基本治法当以益气行气健脾为要,两者参治,据证配伍。至于脾与他脏关而产生的病证甚多,应分清主次、缓急而随证治疗,其中调理脾胃方法甚为重要,每常配伍及此。

四、论胃的病证与治法

(一)胃的病证

《灵枢·五味》指出:"五脏六腑皆禀气于胃。"因而医家历来认为人以胃气为本,"有胃气即生,无胃气即死。"《灵枢·决气》中说:"中焦受气取汁,变化而赤,是谓血。"脾胃又是血液的生化之源。由此可见,胃乃多气多血之腑,胃内气血的状况如何,直接决定着胃的强盛衰弱。胃内气血功能一旦发生了障碍,那么就会发生这样那样的病变。情志不遂,饥饱失常,劳累过度,冷热失节等内外因素,都能使胃的气血功能异常而发生种种病理变化。例如胃气壅滞不通,轻则为胀,重则为痛;胃气上逆则见反胃嗳气,胃气久郁化火则见烧心、吐酸或大便秘结等症;气滞久延,导致血瘀,必伤经络,或痛如针刺,或症见出血;若胃痛日久不愈,必然由实转虚,或伤及脾阳,致使升运失常而见阳虚之候,或损及胃阴,造成津少液涸而见阴虚之证。这种由实转虚的病变,当然与每个患者的体质强弱、治疗是否得当有关,但究其根源,起因还是在于胃气壅滞不通。所以,杨从鑫认为治胃病,抓根本,必须从调和气血入手。

（二）胃病治法

胃病治疗的和降为顺,寒、湿、热、痰、食积、气滞、血瘀、情志、虚损等因素均可影响胃的生理功能而罹病,胃病的发生,与肝脾颇为密切。肝得疏泄,则脾(升)运、胃(降)和;肝失疏泄,则脾壅胃塞,此谓木(肝)土(脾胃)不和。脾胃互为表里,脾不运化,不能为胃行其津液,必影响胃主纳谷和腐熟水谷的功能;脾气不升,气机阻滞,必碍胃通降浊气的功能;脾喜燥恶湿,胃喜润恶燥,脾在脏属阴,胃在腑属阳,一阴一阳,相互为用,相互制约,维系相对的平衡,以行消运之能事;如湿盛伤脾阳,燥盛伤胃阴,均可以破坏这相对平衡而罹病。故施治胃病常依辨证而肝胃同治或脾胃同治,以冀肝疏、脾运、胃和,则胃病自除。胃病证型复杂,常虚实互见,寒热相兼,施治时务求把握主证,辨证求因,审因施治。根据临床辨证,结合罹病的相关脏腑,常用治法如下:

1. 疏肝和胃法

适用于肝郁气滞,横逆犯胃之肝胃不和。证见胃脘痛胀,引及胁肋,胸闷嗳气,每因气恼而加重,舌苔薄白,脉弦。可用四逆散、柴胡疏肝散加味:柴胡、白芍、枳实(或枳壳)、苏梗、木香、砂仁、川楝子、延胡索、甘草。泛酸、嘈杂,加煅瓦楞子;恶心呕吐,加半夏。

2. 理气和胃法

适用于中焦气滞,胃失和降。证见脘腹胀痛,脘梗塞,嗳气频,矢气觉舒,苔白腻,脉滑或细缓。可用香砂二陈汤加味:木香、砂仁、白蔻仁、陈皮、半夏、茯苓、藿梗、苏梗、甘草。泛酸、嘈杂,加煅瓦楞子,煅蛤壳;恶心呕吐,加生姜。

3. 消食开胃法

适用于食停气滞,胃失降和。证见胃脘胀痛拒按,呕恶厌食,嗳腐吞酸,或腹痛欲泻,泻后痛减,苔腻,脉滑。可用保和丸加减:陈皮、半夏、茯苓、藿香、佩兰、厚朴、白蔻仁、神曲、山楂、莱菔子、白芍。积蕴化热,加黄芩;大便滞下,加槟榔。

4. 温胃散寒法

适用于寒凝气滞,胃失降和。证见受凉则胃痛,喜温熨,热饮觉舒,肢冷形寒,泛吐清涎,肠鸣腹胀,苔薄白,脉沉迟。可用良附丸加味:良姜、香附、吴萸、甘松、桂枝、白芍、甘草、神曲、煅瓦楞子。

5. 清化湿热法

适用于湿热阻中,脾胃不和。证见脘腹胀痛,便溏不爽,口苦,纳差,嘈杂吐酸,肠鸣矢气,苔黄腻,脉滑数。可用二陈平胃汤合香连丸加味:木香、砂仁、苍术、陈皮、厚朴、黄连、蒲公英、甘草。恶心呕吐,加半夏、竹茹;嘈杂吐酸,加煅瓦楞子。

6. 疏肝清胃法

适用于肝郁化热,热邪犯胃证。证见胃脘灼热疼痛,胸膈痞闷,心烦易怒,嗳气,嘈杂,泛酸,口干,口苦,或口渴欲饮,大便燥结,苔黄或黄腻,舌质红。可用化肝煎合左金丸加味:牡丹皮、栀子、白芍、青皮、陈皮、土贝母、延胡、吴萸、黄连、蒲公英、白及、煅瓦楞子。恶心呕吐,加竹茹、半夏;热邪伤阴,加玉竹、石斛。

7. 活血化瘀法

适用于气滞血瘀,"久病入络"。证见胃脘痛重胀轻,痛如针刺,痛位不移,拒按,嘈杂,泛酸,或呕血,黑便,或脘痛彻背,或脘痛引胁,舌质暗紫或有瘀点、瘀斑。用自拟消瘀汤(炒蒲黄9g,炒灵脂9g,川楝子12g,制延胡9g,炙刺猬皮12g,煅瓦楞子30g,白及15g,九香虫9g,甘草9g,制乳没各9g,蒲公英30g),常获显效。急性出血,予清胃泻火止血,可用安胃止血粉(白及、大黄等量研粉,6~9g,一日3次)。

8. 温补和胃法

适用于脾胃虚寒,中阳不振。证见胃脘隐隐作痛,缠绵日久,喜温喜按,饿时痛增,得食痛减,泛吐清涎,畏寒肢冷,神疲乏力,大便溏薄,舌质淡,脉细弱。可用黄芪建中汤合理中汤加味:黄芪、党参、白术、桂枝、白芍、干姜、炙甘草、大枣。腹中漉漉有声;苔白滑者,加茯苓、半夏、陈皮;气不摄血而呕血、黑便伴气短、乏力、脉细弱者,重用黄芪、党参,去桂枝、干姜,加炮姜、白及、乌贼骨。

9. 健脾理气法

适用于脾虚气滞,胃失降和。证见脘腹胀痛,嗳气,食少,便溏,舌质淡,脉细弱。可用香砂六君子汤加味:党参、白术、茯苓、陈皮、半夏、木香、砂仁、苏梗、甘草。嘈杂、泛酸,加煅瓦楞子。纳差,加消导药。舌苔白厚腻,加藿香、佩兰。

10. 养阴滋胃法

适用于胃阴不足,胃失滋养。证见胃中灼热,隐隐作痛,口干舌燥,或渴欲饮水,或手足心热,头昏乏力,舌质红干,或舌苔中剥,脉细数。可用一贯煎加减:北沙参、麦冬、石斛、制首乌、白芍、陈皮、蒲公英、白及、甘草。嗳气,加苏梗;胃胀,加木香;嘈杂泛酸,加瓦楞子。

五、论脾胃病常见病证辨证思路

脾胃病常见证候有胃痛、胃痞、泄泻、纳呆等,中医药治疗要取得好的疗效,首先就需要建立良好的辨证思路。杨从鑫对于此类证候辨证思路如下:

(一)胃脘痛辨证

胃脘痛临床最为常见,凡以上腹部上、中、下脘为中心,慢性而不时发作的疼痛性疾患,称为慢性胃脘痛。"胃脘"为胃之内腔,故病位以胃为主(包括十二指肠等)。临床上如胃、十二指肠溃疡、慢性炎症等疾病,以上腹脘部疼痛为主症者,均属本病范畴。

1. 辨证要点

胃脘痛的辨证要点,主要有如下数项:

(1) 辨别脏腑病位。根据患者疼痛位置在上脘至下脘穴部及其周围自觉痛者,病在胃。如疼痛及于胁下者,兼及于肝。痛以上能至鸠尾者,病在胃上部,病在神阙者,病位在胃之下部及脾。

(2) 辨虚实。① 与饮食的关系,得食则痛缓,空腹则痛甚者为虚。进食后痛甚,空腹时痛较轻者为实证。空腹时痛,进食得缓,但隔不多时又复疼痛者,多属虚实兼夹证。② 舌苔腻者,多有实邪。舌质淡、红而干且舌体小者,多属虚证。③ 脉象细、濡、沉为虚;弦、滑以关脉弦、滑者为实。④ 药后反应。如服参、芪等补益脾胃药后,脘痛缓解、胃中舒服者属虚之疼痛加重,胃脘胀而不适者属实。⑤ 痛时,手按得减,喜按者为虚。按之痛甚而拒按者为实。

(3) 气血辨证。① 气:胃脘疼痛,常有气滞。胃脘痛发作,胃气失于和降,气滞是主要病因。如伴有恶心、呕吐、嗳气频多,嗳而食物反流者,为胃中气滞而胃气上逆。如痛及胁下伴心情烦躁抑郁,脘痛发作与情志因素关系相关者,则兼有肝气郁滞。如属虚痛,一般为胃气虚。但常兼见饮食减少、食后易胀、大便溏薄、舌质偏淡等症,为脾胃气虚。在脘痛之际,每多脾胃气虚而兼气滞。② 血:血出于胃,经肠腑迂曲而排出,大便一般呈黑色。如胃中有热或肝犯胃,阳络损伤,出血量较多者,则呕血或吐血。初吐之时,常夹未消化食物。血流入肠,必兼便色漆黑。出血量多者,便黑而稀薄,用水冲之,可见红色之液。

头晕目眩,面色萎黄或苍白,口唇爪甲不荣,心悸、神倦,舌淡,脉细,是为血虚之征。大多见于胃脘痛合并出血者。少数患者,无出血,但由于胃脘痛经常发作或持久不已,饮食长期减少,气血生化之源不足,也会导致上述诸症。但一般严重的血虚,甚至出现气随血脱征象者,每见于大出血时。

胃脘痛患者的血瘀证,一是脘痛久发,痛位固定,刺痛或隐痛;二是舌质紫或舌下脉络瘀紫;三是大便色黑既有出血,又有血瘀。此外,胃脘部有癥积者,血瘀尤甚。

一定量的出血,必然导致血虚,也常伴有血瘀。故对慢性胃脘痛病人应详细诊查,注意并警惕其合并出血。

(4) 辨寒热。① 寒:脾胃气虚者,大多易生内寒,气虚发展至阳虚时,必有内寒。在内寒的基础上,感外寒,以致形成内外俱寒。内寒的主症,一般表现为胃脘部冷痛,得温则痛减,进冷的饮食则痛发作或加重,平时不多饮水,饮则喜热。外寒常见于冬春气候寒冷,气温骤降之时,诱发胃痛或使原来的疼痛加重,形体觉冷或兼头痛、鼻塞流涕等症。不论内寒、外寒,舌苔多现薄白,脉象多细。内寒阳虚者,舌质淡、脉沉。② 热:胃热的主症,一般如胃脘具有烧灼感,口干,或口臭、口疮,牙龈肿痛,进食热的饮食则胃中烧灼感更明显,大便干或秘结。兼有脘痛及胁,嗳气多,性躁善郁,脉弦数者,属肝胃不和,气滞化火。舌质红,食少形瘦,胃阴不足者,多由阴虚生热。如系气滞郁热而伤阴者,上列症状亦均可出现,而且程度一般较重。

(5) 辨湿、痰饮、食滞。① 湿:胃中有湿,主要症状如舌苔白腻,伴有口黏、口甜、胸脘痞胀,不思饮食等。如兼腹胀满、大便溏者,湿浊兼及于脾。实际上,湿困之证,病位必然与脾有关,脾湿胃湿,相互兼见,不易分割。② 痰饮:胃中有痰饮,主要表现为胃中辘辘有声、喜温畏寒,或泛吐涎沫,或呕吐清水头眩。常兼见于部分脾胃气虚证患者。③ 食滞:因饮食不当而使胃痛发作或加重,脘痞胀满,不思饮食,胃脘按之不适,重者出现舌苔厚腻。

2. 辨证注意事项

对慢性胃脘痛患者,在诊查时尚须注意如下事项:

(1) 痛与不痛。疼痛的程度,一般与病情轻重相应,亦即自觉痛与压痛均显著者为重,反之则轻,亦有自觉痛较重但压痛不著或无压痛,腹部柔软,一般情况均好者,可能由于体质因素对疼痛的反应性有关。胃痛发作,经恰当的治疗后,疼痛缓解,余症亦随之改善,说明病情好转。如仅仅是自觉痛及压痛减轻,但饮食减少,食欲不振,形体更瘦者,不宜过于乐观。若系中年以上,尤需警惕其不良转归。

慢性胃脘痛或曾有黑便史,脘痛发作甚剧,经治疗或未经治疗而顿觉疼痛如失,当密切观察,注意饮食起居,警惕其出血的可能性。

白昼不甚痛,子夜或黎明胃痛,可令其睡前适当进食,若此法有效,说明胃中因虚而致痛。

(2) 痛与饮食。① 食量:脾胃气虚证痛时得食可缓,但一日之内总的食量还是较少的。胃阴不足者,饮食量亦必减少。总之,虚证的饮食量常不足。肝胃不和证患者情志因素不著之时,一般饮食不减少,病容亦不显著。② 饮食习惯:原来习惯食米饭者,胃痛后喜吃面食,常提示中虚或兼寒兼饮的可能。习惯于面食者,若食面即胀,欲进米食则舒,一般应考虑气滞为多,以肝胃不和为多。中虚证多喜甜食,兼胃寒者亦喜辛辣。胃中湿浊较重者恶甜食,胃阴不足较重者,喜少量酸味或醋。

(3) 胃与心。《素问·平人气象论》谓:“胃之大络,名曰虚里,贯膈络肺,出于左乳下,其动应衣。”《灵枢·厥病》谓:“厥心痛,腹胀胸满,心尤甚者,胃心痛也。”一般的胃痛与真心痛可从痛的部位、性质、程度和全身情况,结合年龄、病史等加以鉴别。但也有心胃同病,甚至即时不易区别者,应按当时临床表现,辨证处理。对心病心痛预后的严重性要加以警惕,如有危重征象出现(如面色苍白、汗出、脉细或数疾或结代、肢冷等),及时采取积极的抢救措施,切勿疏忽大意。

(4)胃邻肝胆。在解剖上胃与肝胆相邻,在病机上亦常相关。疼痛位于鸠尾附近及右胁下,按之诉痛者,病在肝经为主。如兼目黄、舌下络膜色黄,甚则溲黄肤黄,或兼寒热往来病在肝胆。胆附于肝,肝病常及于胆,胆病亦易及于肝。肝胆有病,必犯于胃。胃先有病,亦常易受肝木乘侮。故对胃病患者,必须详为诊查,注意有否肝胆之疾患,避免误诊误治。

(二)胃痞辨证

胃痞,又称为"痞满""痞证"。现代医学中的"功能性消化不良""慢性糜烂性胃炎""胆汁反流性胃炎""萎缩性胃炎"中的部分患者,用西药治疗后胃脘疼痛缓解,而腹胀满难消,或始终以胃脘胀满为临床唯一症状,且吗丁啉、胃复安、莫沙比利等促胃肠动力西药效果亦不理想,中医将之归属于"胃痞"范畴,根据中医辨证分型治疗,常能获效。脾胃同居中焦,胃痞的成因有虚实之分,实则实邪内阻,虚则脾胃虚弱,而且两者常互为因果,终至虚实夹杂。另外病邪之间亦可互相影响,互相转化,病情复杂。因此临床必须细心审察,注意抓准主症。辨证要点如下:

1. 辨实痞与虚痞

实痞青壮年易发,发病相对急,病程较短,由于实邪之不同,可伴有嗳腐吞酸、身重困倦、口苦口干、心烦易怒、舌苔腻,脉滑或弦。虚痞中老年易发,发病缓慢,病程迁延难愈,可伴有脾胃气虚症状如神疲乏力、面色苍白或萎黄、舌淡脉弱,或者伴有脾胃阴虚症状,如饥不欲食,舌红少苔,脉细等。

2. 辨热痞与寒痞

热痞多因饮食、痰湿、气郁阻于胃腑,而阳明热盛,化为热邪,兼见面色潮红、自汗面垢、嗳腐吞酸、口中异味、口干口苦、矢气臭秽、大便秘结或黏腻不爽等症;或胃阴不足,兼见饥不欲食、口干咽燥、形体消瘦等症。寒痞多因外寒直中,如表寒入里,饮食生冷,寒邪凝滞,困阻脾阳,气机不利,兼见面色白、口润泛恶、形寒肢冷、后背拘紧、大便稀溏等症;或脾阳不足,兼见喜温喜按、神疲乏力、精神不振。

3. 辨在气与在血

初得病者,气机不畅,病位表浅,责之在经,或每于情志不畅时加重,嗳气觉舒;失治误治,气滞血瘀,病位入里,络脉瘀阻,舌质紫暗,或见瘀斑瘀点,身体消瘦,甚则聚为有形实邪,产生噎膈等变证。

4. 辨胃痞与腹胀

胃痞病位在胃脘,属上腹部,腹胀病位在中下腹部,若二者同时出现,则称为脘腹胀满。腹胀的病机为腑气不畅,传导失司,故治疗上总以行气消胀为法则,使气下行,通畅腑气。

（三）呕吐辨证

呕吐是由于胃失和降、气逆于上,迫使胃内容物从口而出的病证。古代文献将呕与吐进行了区别:有物有声谓之呕,有物无声谓之吐,无物有声谓之干呕。临床呕与吐常同时发生,很难完全区分开,故统称为"呕吐"。呕吐可以单独出现,亦可伴见于多种急慢性疾病中。

其病因病机复杂,证候多端,其辨证当以虚实为纲。

实证:病程短,来势急,呕出物较多,治疗较易,治疗及时则预后良好。属实者应进一步辨别外感、食滞、痰饮及气火的不同。若发病较急,伴有表证者,属于外邪犯胃;呕吐酸腐量多,气味难闻者,为宿食留胃;呕吐清水痰涎,胃脘如囊裹水者,属痰饮内停;呕吐泛酸,抑郁善怒者,则多属肝气郁结;呕吐苦水者,多因胆热犯胃。唯痰饮与肝气犯胃之呕吐,易于复发。

虚证:病程较长,来势徐缓,吐出物较少,伴有倦怠乏力等症者。属于虚证者当辨别脾胃气虚、脾胃虚寒和胃阴不足之区别。若反复发作,纳多即吐者,属脾胃虚弱,失于受纳;干呕嘈杂,或伴有口干、似饥不欲饮食者,为胃阴不足。

呕吐日久,病情可由实转虚,或虚实夹杂,病程较长,且易反复发作,较为难治。如久病、大病之中出现呕吐不止,食不能入,面色白,肢厥不回,或为滑泄,脉细微欲绝,此为阴损及阳,脾胃之气衰败,真元欲脱之危证,易变生他证,或致阴竭阳亡。

（四）泄泻辨证

泄泻是以排便次数增多、粪便稀溏,甚至泻出如水样为主要表现的病证。古代将大便溏薄而势缓者称为泄,大便清稀如水而势急者称为泻,现统称为"泄泻"。泄泻是一个病证,西医中器质性疾病,如急性肠炎、炎症性肠病、吸收不良综合征、肠道肿瘤、肠结核等,功能性疾病如肠易激综合征、功能性腹泻等以泄泻为主症的疾病,其辨证要点:

1. 辨轻重

泄泻而饮食如常,说明脾胃未败,多为轻证,预后良好;泻而不能食,形体消瘦或暴泻无度,或久泄滑脱不禁,转为厥脱,津液耗伤,阴阳衰竭,均属重证。

2. 辨缓急

暴泻者起病较急,病程较短,一般在数小时至2周以内,泄泻次数每日3次以上;久泻者起病较缓,病程较长,持续时间多在2个月以上甚至数年,泄泻呈间歇性发作。

3. 辨寒热

大便色黄褐而臭,泻下急迫,肛门灼热者,多属热证;大便清稀甚至水样,气味腥秽者,多属寒证;大便溏垢,臭如败卵,完谷不化,多为伤食之证。

4. 辨虚实

急性暴泻,病势急骤,脘腹胀满,腹痛拒按,泻后痛减,小便不利者,多属实证;慢性久泻,病势较缓,病程较长,反复发作,腹痛不甚,喜暖喜按,神疲肢冷,多属虚证。

附　老年人胃病特点

老年人胃病的诊治过程中,需要根据老年人生理、病理特点而辨证施治。

一、病证表现

老年人的生理特点大致分为气血不足和阴液亏虚两种。老年人胃气易虚,胃阴亦常不足,脾胃功能受损,但仍须摄食水谷,气机失于调畅,故常表现为本虚标实的证候。况且老年人的胃病又往往常兼他脏病变,出现脏腑兼病,唯其各有主次之别,常见的胃病如下:

(1)肺胃同病。肺主气,老年人患肺疾慢性咳嗽、气短者不少,肺气失于宣肃,气道不利,痰阻气道。兼有胃病者,每于咳喘发作或加重之际,引起胃病复发。胃病加重,食少脘痞,胃气郁滞而上逆,亦易引动肺疾,两者常相互影响。

(2)胆胃同病。《灵枢》记载:"邪在胆,逆在胃。"胃邻肝胆,木能疏土,肝胆失于疏泄,容易影响及胃。胃气虚弱,又兼气滞,或因胃阴不足而致郁热内结,湿与热合,蕴于肝胆,临床表现有上脘及右胁疼痛,口苦,脉弦等症。

(3)心胃同病。胃居心下,胃中气滞,胃气上逆,可以影响心主血脉的正常功能。心气不足,心血瘀阻的患者,心悸怔忡,甚则心痛、胸痹,气血运行不畅,食少不易消运,且由于经络的联系,疼痛及于心下。有的患者原系胃痛,由于湿阻气滞,胃气不和,上犯于心,湿浊痹阻,胸阳不展,每于胃病发作之时出现胸闷心痛等症。此外,因"肾为胃之关",老年人肾气有不同程度虚衰。胃病久发,水谷少进,气血不足,肾气尤亏。或摄纳无权而致短气、夜尿频多;或因开合不利而引起尿少、水肿;或肾失温照,畏寒怯冷,灶中无火,谷不易熟,脘痞腹胀便泄,使脾胃病证加重。

二、常见症状

据临床经验,老年人胃病的临床表现多样复杂,但一般具有以下几种情况:

(1)胃脘痞胀,饮食减少多见。痞胀位于心下、中脘或整个上腹部。有的在进食初时似有所缓解,但隔不多时,又觉痞胀不适。有的在食后加重,常需在餐后走动方觉胃中舒服,伴有纳呆厌食,所以,一般患者的饮食均有所减少,以致神倦、头昏、短气,也可因胃中不和而影响睡眠。

(2)胃脘隐痛,嗳气则舒。隐痛往往见于痞胀加重之时。痛时喜按抚。得嗳气脘痛改善,有时欲嗳不遂,其痛尤甚,老年女性尤为多见,若遇情志不畅之际,上述症状更加明显。

(3)苔腻不易骤化,舌红不易恢复。由于胃病消化功能差,易夹湿、滞而致苔腻,或寒湿、湿热,或痰湿。加以老年人脱齿者较多,上颌有缺齿,舌面不易洁净,腻苔也难脱化。舌质红者,每先见于尖边,约有半数的红色呈暗紫状。虽经滋阴养胃的方药内服,舌红也不易转淡。若红干而起裂纹,提示胃津枯竭,往往由于阴虚而兼瘀热,因瘀热内燔,灼津耗液提示其预后不良。如果调治护理得当,红舌逐渐转淡,常示其病变有好转趋势。

(4)腑行不畅者居多。有半数老年胃病患者大便干结难解,或虽不甚干而不易解,有的大便不畅却不成形。这都由于老年胃病的气化功能不良,肠腑津液失濡所致。

三、治疗注意事项

关于老年人胃病的治疗,需要注意以下事项:

(1)气阴常须兼顾。由于生理特点的影响,胃气虚者易伴胃阴虚,阴虚者其气亦虚,准其各有侧重而已。所以在处方用药时应注意补气勿过温,滋阴佐以益气而勿过于滋腻滞。例如补气用黄芪者,配用白芍;用党参、白术者,配用山药。老年妇女不妨先用太子参、北沙参如服后舒服,再改用党参、生晒参。养胃阴常用麦冬、石斛、北沙参等,也可参用太子参、山药以兼顾气阴。或以白芍、乌梅、甘草、山药、茯苓相伍,酸与甘合,酸甘化阴,和胃调脾。有的阴虚较重,可配生地、百合、枸杞,再加少量白术。

(2)理气宜调升降。老年人胃病表现为肝胃气滞证者,治法亦宜疏肝和胃。在疏和之中,调其升降,掌握恰当的配伍,也要防其辛燥过多,让气机调畅而不致耗伤阴液。理气药如苏梗、柴胡、陈皮、佛手、木香等,配以桔梗、枳壳。或以杏仁、郁金宣肺开郁,或用竹茹配枳壳降胃气,除烦热;或用木蝴蝶、旋覆花宣通肺胃。这些药能善于在理气之中注意调其升降,常可提高疗效。

(3)化湿防辛燥过度,清热勿过于苦寒。老人气阴不足,气虚及阳,湿浊易生。湿郁气郁,可能化热;阴虚亦易生热。所以湿热之证常见而需化湿清热。化湿常用苦温、芳香,如苍术、厚朴、藿香、佩兰等,尽量不要重用、久用。为使湿浊宣化、可佐以石菖蒲。胸脘痞闷有湿者,以杏仁、蔻仁、橘皮、桔梗、法半夏开宣之。有肝胃郁热者,选用左金丸时黄连用量不宜过大。一般慢性胃脘痛的胃热或阴虚郁热,知母可用而生石膏、寒水石等矿石类一般不适用。

(4)老人胃病,运化不力,容易引起食滞而导致胃病发作或加重。故应据证而加一些消滞药物,并清淡易消化饮食,以利胃病的恢复。常用药如鸡内金、建曲、山楂、麦芽等。由于老人中阳不足,饮食稍冷或进食生冷食品稍多,就会影响胃的腐熟功能。若遇生冷所伤,可佐用温胃之品如肉桂、干姜之类,药量不必过大,旨在温中祛寒而消生冷瓜果之滞。凡脾胃气虚而兼食滞者,配用炒白术。胃阴不足而兼食滞者,佐以白芍、乌梅。若脘腹痞满甚著,上述诸药未效,或豆制品积滞不消,暂用莱菔子以消之。因乳制品所伤者,可重用山楂。甜食多而致消化不良者,可用佩兰、炮姜、陈皮。

(5)胃气久虚,摄血无权,胃阴不足,里热易损胃络。故老人胃病更应注意化瘀通络。如有大便隐血阳性,小量出血,据证而配用白及粉、三七粉,加温开水冲服。平时方中加地榆、白及,防患于未然。有的黑便而干硬,兼有瘀血,也可配用小量酒大黄以导瘀。

(6)老年人胃病,还有脾胃气虚而兼肝阳上扰化风者,治法宜"培土宁风"。补益脾胃不宜用黄芪甘温升阳,平肝息风又不宜投药过凉。临床经验用药为白术、山药、甘草、茯苓、桑叶、决明子、天麻、钩藤等随证配用之。至于肺胃、胆胃、心胃同病等患者,由于证候不一,虚实比重各异,应分清主次,随证治之。

第三章　脾胃病常用方药经验

一、脾胃病常用药对辨析

治疗胃病与其他病证一样,必须在辨证的基础上选用方药。但在具体药物的选择与运用时,还要因人、因时制宜。对于功用相似的药物,要认真比较、分析功效差异,充分熟悉药物的特点,才能提高疗效。

(一)潞党参、太子参、北沙参

潞党参甘平,为补益脾胃的常用药。太子参、北沙参微甘,补益脾胃之力弱,但补气而不滞气,并有健胃养胃作用。

(1)对慢性胃病证属脾胃气虚者,一般常用潞党参。但如其虚不甚,脘痛隐隐,初次诊治,未知其个体反应性如何,也可以三参合用。

(2)有的属于胃阴不足证,伴有气虚,脘痛喜按,舌红口干,食少形瘦,可在滋养胃阴方中配加太子参、北沙参。

(3)妇女脾胃气虚,常兼有较明显的气滞,较适合用太子参、北沙参。

(4)夏季胃病发作,食思不振,脘痞,神倦,午后低热,证属脾胃气虚者,可用太子参、北沙参。

(二)生黄芪、怀山药

两药同具补益脾胃之功。生黄芪甘温升阳,擅于补虚为主;怀山药甘而不温,兼能滋养脾胃之阴。

(1)胃病空腹之时脘痛,得食可缓,神倦、短气、脉形甚细者,宜用黄芪。兼有内寒者,宜用生黄芪。

(2)胃阴不足而胃气亦虚者,宜用怀山药。

(3)脾胃气虚,脘腹痞胀,饥时不适,食后亦胀,饮食不多,稍多则胀者,多用怀山药,少用生黄芪。

(4)中虚兼湿,治宜健脾燥湿。如方中用炒苍术、厚朴、草豆蔻等,为防燥性过度,配入山药,有健脾之效而免过于温燥之弊,亦寓刚中有柔之意。

(5)用桂枝或肉桂以温阳,若以往曾有血热病史,或口干欲饮水。可佐以怀山药、白芍,润燥相当而具有建中之功。

(三)苍术、白术

苍术运脾燥湿,白术健脾化湿,用于胃病,苍术宜炒,白术可生用或炒用。

(1)脾胃气虚而兼有湿浊证,脘腹痞胀,舌苔白腻,饮食少,大便溏,二术同用。

(2)脾胃气虚证,脘腹痞胀较甚,舌苔薄白而不甚腻,然口中流涎,不欲饮水,二术亦可同用。

(3)有的胃阴不足证患者,舌红而苔薄白,经常大便溏泄,可配用炒白术。

(4)脾胃气虚,胃脘胀且隐痛,背心觉冷且胀,可重用白术。

(四)生姜、干姜、炮姜

生姜、干姜、炮姜具温中祛寒之性。胃病用姜,有单用,也可合用。

(1)胃寒用干姜,外寒犯胃用生姜。内外俱寒者,胃中有饮,饮水即吐,干姜与生姜同用。

(2)凡胃病见呕吐者,鲜生姜打汁滴入汤剂中,并可先滴于舌上少许,然后服汤药。或将生姜切片,嘱病人嚼姜,知辛时吐渣服汤剂,可防药液吐出。

(3)脾胃气虚,腹痛隐隐,畏寒喜暖,大便溏泄,宜用炮姜为主。

(4)脾胃气虚,不能摄血,脘痛便血色黑而溏,腹中鸣响,宜用炮姜或炮姜炭。

(五)桂枝尖与肉桂

桂枝尖辛甘而温。桂枝尖通达表里,肉桂温里暖胃,通阳化气。胃病中虚易兼内寒,气温骤冷,寒证尤著。用桂使胃得温而气畅血行,内寒自祛,腐熟水谷之功能得复。

(1)脾胃气虚兼寒者,黄芪配入桂枝尖,为黄芪建中汤主药之二。建其中气,补脾温胃,并使补虚建中之性行而不滞。

(2)内外俱寒,桂枝尖配苏梗、良姜,温中祛寒而定痛。

(3)胃寒卒然疼痛如挛,喜温喜按,舌白,脉细,用肉桂甚效。煎剂必须后下,温服;也可吞服肉桂粉;也可用肉桂粉与烂米饭共捣匀,制成丸剂吞服(称"肉桂饭丸"),作用更为持久。

(4)胃寒痛引脐周,或及于少腹者,可配用肉桂。

(六)淡黄芩、蒲公英

二药均属清热药,胃病有热者宜之。唯其苦寒之性,淡黄芩略甚于蒲公英。

（1）肝经郁热,常用淡黄芩,胃阴虚而有热,常用蒲公英,肝胃俱热,二味同用。

（2）胃病兼肝经湿热,湿偏重者宜配用蒲公英。热偏重者,淡黄芩与蒲公英合用,并配栀子、茵陈等。

（3）孕妇胃热,淡黄芩较好,兼能安胎。

（4）胃痛如用温药理气之品较多,若防其辛燥,可酌配蒲公英。胃阴不足,配加蒲公英可防其里热滋生。

（七）檀香、降香

二药均辛温。檀香祛脾胃之寒,理气温中定痛。降香祛寒理气,兼入血分,降气而行血中之瘀。

（1）胃中寒凝气滞,胃脘冷痛,檀香配良姜或桂心,尤增其效。证兼血瘀,便血后胃中仍痛,宜用降香。

（2）胃阴不足证,原则上不宜运用,但值冬春胃中自觉冷痛,可参用檀香以缓其痛,知时用之,取效较良。

（3）胃中气滞,欲嗳不遂,胸闷脘痞,或兼腹中鸣响,可用檀香。嗳而兼呃,一般理气药效果不著时,可加入檀香。一般均入煎剂,后下,症状较重者,还可用檀香木质水磨服,或研细末吞服。

（4）胃病猝然吐血,气火上亢,胃络内损者,降香配黄连、黄芩。肝火犯胃者,降香配丹皮、栀子、黄芩。降香降气止血,属缪希雍"吐血三要法"中"降气"之品。

（八）北柴胡、紫苏梗

北柴胡微寒,紫苏梗微温,同具疏肝理气的功用。胃病常有气滞,尤以肝胃不和证常需运用二药。

（1）脘痛及胁,口苦,宜用北柴胡。脘痛伴胸闷脘痞,口不苦,宜用苏梗。脘部胀痛而兼及胸、胁者,北柴胡与紫苏梗同用。

（2）胃痛因受寒而诱发,宜用紫苏梗。吃螃蟹等水产品诱发者,用紫苏梗及紫苏叶。

（3）妇女怀孕期间胃脘胀痛,无阴虚郁热之证,宜用紫苏梗,理气又兼安胎。

（4）胃病而兼低热绵绵,少阳不和者,宜用北柴胡。

（5）情怀抑郁,诱发胃病,北柴胡配合欢花。妇女更年期,肝胃不和,气滞水留,脘痞隐痛,兼有面肢微肿,北柴胡或紫苏梗配益母草等。

（九）枳壳、陈皮、佛手

三药均为理气药。胃痛且胀,多有气滞,不论虚证实证,均常配用施治。

（1）按其辛香气味，三药大致相似。唯其温燥之性，枳壳偏重，陈皮次之，佛手又次之。

（2）胃脘胀宜陈皮，痛宜枳壳，胀甚加佛手，嗳气频多用佛手。

（3）舌苔白腻宜陈皮。舌苔薄净，舌质微红，胃阴不足者，佛手仍可参用。

（十）薤白、草豆蔻

二药均为温中行气之品，薤白宣通胸阳，草豆蔻理脾燥湿。

（1）薤白适用于胃寒且有停痰伏饮，脘痛且胀，胸痹隐痛，舌苔白或白腻。常配半夏、桂枝等品。

（2）草豆蔻适用于胃脘冷痛，痛及脐腹，食欲不振，畏寒，舌白等寒湿中阻，脾胃阳气不运之证。常配干姜或炮姜、厚朴等品。

（3）自胸膺至胃脘处均感闷胀不适而属寒者，薤白与草豆蔻同用。

（4）一般胃中湿浊内盛之证，用苦温化湿、芳香化湿而效不著，舌苔白腻不化，可加用草豆蔻。

（5）胃病兼食管疾患，脘痞隐痛，胸骨后不适，食物反流，嗳气多而舌白，可据证加用薤白。

（十一）丁香、柿蒂

丁香与柿蒂习用于胃寒呃逆，主要作用为和胃降逆。胃病患者，胃气不和，常有气逆，故可据证用之。丁香具有理气定痛作用。

（1）嗳气频频，食后嗳气而食物反流，味不酸者溢自食管下段，味酸者泛自胃中，只要没有明显的阴虚证，可用丁香、柿蒂，配以半夏、代赭石等。

（2）胃脘嘈杂，隐痛，欲进酸食，得醋可缓者，可用小量丁香，促进胃酸分泌功能。

（3）胃寒脘痛，伴噫嗳呃逆，丁香、柿蒂配橘皮、白檀香，寒甚还可配肉桂。

（十二）木蝴蝶、预知子

二药均有疏肝理气作用，可用治胃病肝胃气滞之证。木蝴蝶色白质轻，兼能利咽开音。预知子微寒，兼能除烦泄热。

（1）一般胃病肝胃证，二药可作辅佐之品。兼有咽中不适，配用木蝴蝶。兼咽干者，加入麦冬，可作煎剂，也可用木蝴蝶与麦冬作为代茶剂频频饮服，取效亦佳。

（2）胃部灼痛，舌红、口干，胃阴不足，胃中郁热，可据证加用预知子。胃病心中烦热，亦可用预知子。

（3）食入即吐，胃中有热，适用大黄甘草汤者，可酌配木蝴蝶、预知子。幽门不完全梗阻,幽门水肿,呕吐食不下,在辨证的基础上酌配预知子、通草等。

(十三) 乌贼骨、瓦楞子

乌贼骨微温,瓦楞子性平,均有制酸作用,适用于胃痛泛酸嘈杂之症。

(1) 乌贼骨制酸功用较强,兼能止血。对胃寒而多酸,气虚不摄血致黑便出血者甚宜。

(2) 瓦楞子制酸作用较逊,但兼能行瘀消癥。上消化道出血后之脘痛多酸,胃中郁热证,常可用此。汤剂应打碎先煎。

(十四) 黄连、吴茱萸

黄连、吴茱萸为左金丸,是苦寒与苦温组合,是清肝与暖胃结合。主药是黄连,"实则泻其子",泻心火即清肝火,肝火不亢,无犯乎胃,则胃痛、呕吐、嘈杂吞酸,自行消失。但苦寒有伤胃气,故佐以吴茱萸苦温,佐制黄连之苦寒,又有温胃暖肝的功效,引热下行,又起到了防邪火格拒之反应,两药相合共奏清肝和胃制酸降逆之效,用以治疗寒热错杂之证。

(十五) 黄连、干姜、半夏

此三味是张仲景半夏泻心汤、黄连汤之主药,为辛开苦降的代表组合。黄连苦寒清热,干姜辛温开结,半夏苦温燥湿,凡湿热蕴结于中焦,升降失序,纳运失和,症见脘腹痞满,泛泛欲呕,频作呃逆,食欲不振,或有烧心、泛酸,舌苔白腻或黄腻者,此三味为对证之举。

(十六) 藿香、佩兰、砂仁

三味为芳香健胃化湿之主药。藿香与佩兰配伍出自《时病论》,功效相仿,均有化湿、解表、止呕作用。唯佩兰对脾经湿热之口中甘腻多涎最为合拍,而砂仁化湿醒脾作用明显。三味用于中焦湿浊不化之胃炎,症见胃脘痞闷,口淡乏味,或口有秽浊之气,肢体疲倦,脉缓舌白润腻等,起效快。三药组合对上消化道疾病颇有效验。

(十七) 半夏、陈皮

半夏味辛、性温;有毒。归脾、胃、肺经。半夏具有燥湿化痰、降逆止呕、消痞散结的作用。陈皮味辛、苦,性温。归脾、胃、肺经。陈皮具有理气和中、燥湿化痰、利水通便的作用。选取半夏和陈皮应以陈旧者为佳,故名二陈。半夏得陈皮之助,则气顺而痰自消;陈皮得半夏之助,则痰除则气自下,理气和胃之功更著。二药配伍,相互促进,散降有序,使脾气运而痰自化,气机畅则痞自除,胃和降则呕自止,共奏燥湿化痰、健脾和胃、理气止呕之功。临床应用:① 咳嗽痰多。② 脾胃不和,痰湿内停,胃失和降所致恶心呕吐、反胃呃逆。③ 气滞痰阻所致的胸痹,胸中气塞,气短,头晕,心悸等。

(十八) 苍术、厚朴

苍术辛、苦,温,辛香以发散,芳香以化湿,苦温以燥湿,外可祛风湿之邪,内可化脾胃之湿,故为燥湿健脾,祛风湿要药。凡湿邪为病,不论上下表里,皆可随证配用。主治湿阻中焦之脘闷,呕恶,腹胀,泻泄,食欲不振等;风湿痹证;风寒湿表证及夜盲、眼目昏涩。厚朴苦辛而温,其气芳香,味辛能行气而消胀,味苦能下气以平喘,气香能化湿以散满,性温能散寒而止痛,善除肠胃之气滞,而燥脾家之湿浊,为行气、导滞燥湿常用药。既能下有形之积(食、湿、痰),又能散无形之滞(气、寒),故可用治气滞,湿阻痰壅积滞诸证。虽燥湿之力不及苍术,但长于行气除胀满。二药合用,燥湿运脾,行气和胃,使湿去脾健,中焦气机通畅而诸证自除。临床应用于湿阻中焦,脾失健运之脘腹胀满,呕恶食少,吐泻乏力等症。配伍陈皮、甘草等。若气滞较甚,配伍砂仁、香附等;若兼食积不化,嗳腐吞酸,配伍山楂、神曲等;若郁久化热,配伍黄连、黄芩等;若寒湿偏盛,配伍干姜、肉桂等;若呕吐明显,配伍半夏等。

(十九) 木香、砂仁

木香味辛、苦,性温。归脾、胃、大肠、肺、胆、三焦经。行气止痛,健脾消食。砂仁性温,味辛;归脾、胃、肾经,具有健脾化湿、行气安胎功效。砂仁与木香均为辛温芳香之品,砂仁化湿行气,主要用于湿困脾土及脾胃气滞证;木香功专行气止痛,善行脾胃之气滞,为行气止痛之要药。二者合用,相辅相成,共奏化湿行气止痛之效。临床应用于寒湿困脾,脾胃气滞,脘腹胀痛,舌苔白腻,配伍方剂如香砂六君子汤。

(二十) 丹参、三七

丹参具有活血调经、祛瘀止痛、凉血消痈、除烦安神的作用,常用于治疗月经不调、闭经、痛经、产后瘀滞腹痛;血瘀心痛、脘腹疼痛、跌打损伤、风湿痹证;疮痈肿毒;热病烦躁、神昏、心悸失眠。三七具有化瘀止血、活血定痛的功效,用于治疗出血证,跌打损伤,瘀血肿痛。三七和丹参均具有活血化瘀的功效。三七粉温性,而紫丹参寒性。二者合一就可以互相填补补药效,令总体性平,还会让活血化瘀的效应翻倍。共用三七粉和丹参,能够活血化瘀、通络止痛。其可以改进胃部血液循循,可以促进胃黏膜修复和溃疡愈合,故可以用于慢性萎缩性胃炎、胃溃疡久治不愈者。

二、脾胃病常用方剂

（一）半夏泻心汤

来源：汉代张仲景《伤寒论》。

处方：半夏半升(洗)(12 g)，黄芩、干姜、人参、甘草(炙)各三两(9 g)，黄连一两(3 g)，大枣十二枚(擘)(4 枚)。上七味，以水一斗，煮取六升，去滓，再煎取三升。温服一升，日三服。

功效：和胃降逆，散结消痞。

主治：主治寒热中阻，胃气不和，心下痞满不痛，或干呕，或呕吐，肠鸣下利，舌苔薄黄而腻，脉弦数者。

半夏泻心汤首载于《伤寒论·辨太阳病脉证并治》，起初用于小柴胡汤证误下形成的痞证："伤寒五六日，呕而发热者，柴胡汤证具，而以他药下之，复予柴胡汤……但满不痛者，此为痞，柴胡不中与之，宜半夏泻心汤。"张仲景将小柴胡汤去柴胡加黄连即化裁成了半夏泻心汤，该方首开辛开苦降、寒热并用、消补兼施的治疗大法。此方所治之痞，原系小柴胡汤证误行泻下，损伤中阳，少阳邪热乘虚内陷，以致寒热错杂，而成心下痞。痞者，痞塞不通，上下不能交泰之谓；心下即是胃脘，属脾胃病变。脾胃居中焦，为阴阳升降之枢纽，今中气虚弱，寒热错杂，遂成痞证；脾为阴脏，其气主升，胃为阳腑，其气主降，中气既伤，升降失常，故上见呕吐，下则肠鸣下利。本方证病机较为复杂，既有寒热错杂，又有虚实相兼，以致中焦失和，升降失常。治当调其寒热，益气和胃，散结除痞。方中以辛温之半夏为君，散结除痞，又善降逆止呕。臣以干姜之辛热以温中散寒；黄芩、黄连之苦寒以泄热开痞。以上四味相伍，具有寒热平调，辛开苦降之用。然寒热错杂，又缘于中虚失运，故方中又以人参、大枣甘温益气，以补脾虚，为佐药。使以甘草补脾和中而调诸药。综合全方，寒热互用以和其阴阳，苦辛并进以调其升降，补泻兼施以顾其虚实，是为本方的配伍特点。寒去热清，升降复常，则痞满可除、呕利自愈。杨从鑫临证中常应用半夏泻心汤，主要用于各类消化系统疾病，包括急慢性胃肠炎、幽门螺杆菌(*Helicobacter pylori*,Hp)感染及萎缩、肠化等癌前病变、胃脘痛、痞满等无器质性改变的不适症状。临床运用的具体标准如下：① 呕、利、痞并见者；② 心下痞而见口苦、口干、口黏、舌苔黄腻等湿热表现者；③ 呕吐而见口苦、口干、口黏、舌苔黄腻等湿热表现者；④ 胃中噪杂而见口苦、口干、口黏、舌苔黄腻等湿热表现者；⑤ 胃脘部或胀、或满、或痛、或噪杂不适，同时有其他寒热见证者，如牙龈肿痛而胃部怕凉，背部发热而胃部怕冷，口苦、口臭、口疮而大便溏等；⑥ 自觉胃中灼热，欲食凉，而食凉后腹中不适,或胀或泻,舌红,苔腻质嫩,脉弦者。伴有泛酸、呕恶者,加黄连与吴茱萸配伍,有抑肝和胃制酸之功效;湿浊阻中,阻遏纳运,五谷不馨,口腻而黏,加藿香、佩兰、砂仁,此三味有醒脾开胃之功,湿热阻中,胃气不降,郁而作痛,加木香、九香虫以醒脾祛湿,散郁止痛。现代医学研究表明半夏泻心汤具有显著的抑杀 Hp 的作用,其中黄芩、黄连抑制效果明显。半夏泻心汤具有显著地降低溃疡指数的作用。对醋酸性胃溃疡疗效显著,并能保护幽门结扎性胃溃疡,用药后可使局部炎症渗出及坏死减少,促使溃疡面尽快缩小,并减轻肉芽组织及瘢痕中的白细胞浸润。日本学者在研究中发现,半夏泻心汤能阻断机体组织脂质过氧化反应,清除自由基,减少氧自由基对胃黏膜上皮的损伤,维持对胃黏膜的正常血供,保护胃黏膜和胃液屏障。研究者们通过对该方的生化分析研究,以及对大鼠的实验病理学改变的观察,证实该方中含有的有效成分可调节胃液的分泌,改善胃肠功能,减轻胃肠道炎症,修复受损伤的黏膜,促使萎缩腺体再生,对肠上皮化生使之发生逆转,从而起到抗癌防细胞突变的作用,同时半夏泻心汤对胃肠道有双向调节作用。研究表明,对正常情况下的胃肠运动,给予半夏泻心汤无明显作用,而患有胃轻瘫消化不良者,腹部术后病人,该方具有明显的促进胃蠕动次数和幅度,缩短胃排空时间的作用。胃蠕动增强的(如新斯的明性)患者,可起到抑胃运动的作用。

(二) 补中益气汤

来源:元代李杲《脾胃论》。

处方:黄芪一钱(18 g),炙甘草五分(9 g),去芦人参三分(9 g),酒焙干或晒干当归二分(3 g),不去白橘皮二分或三分(6 g),升麻二分或三分(6 g),柴胡二分或三分(6 g),白术三分(9 g)。上㕮咀,都作一服,水二盏,煎至一盏,去滓,食远稍热服。现代用法:水煎服。或作丸剂,每服 10～15 g,一日 2～3 次,温开水或姜汤下。

功效:补中益气,升阳举陷。

主治:① 脾胃气虚证:少气懒言,体倦肢软,面色㿠白,饮食减少,大便稀溏,舌淡,脉大而虚软;② 气虚发热证:身热,自汗,渴喜热饮,气短乏力,舌淡,脉虚;③ 气虚下陷证:脱肛,子宫脱垂,久泻,久痢,崩漏等,气短乏力。

本方为金元四大家之一的李杲所创,证系脾胃气虚、清阳下陷所致。脾胃气虚,纳运乏力,故饮食减少、少气懒言、大便稀薄;脾主升清,脾虚气陷,故见脱肛、子宫下垂等;清阳陷于下焦,郁遏不达则发热,因非实火,故其热不甚,病程较长,时发时止;气虚腠理不固,阴液外泄则自汗。治宜补中益气,升阳举陷。方中重用黄芪补中益气,固表止汗,升阳举陷,为君药。人参、白术、炙甘草甘温益气健脾,共为臣药。血为气之母,故用当归养血和营;陈皮理气行滞,使补而不滞,行而不伤,共为佐药。少入柴胡、升麻升阳举陷,佐助君药以升提下陷之中气,又能透表退虚热,且引芪、参走外以固表,二药兼具佐使之用。炙甘草调和诸药,亦作使药。全方补气与升提并用,使气虚得补,气陷得升。杨从鑫认为本方为补气升阳,甘温除热的代表方。临床应用以体倦乏力,少气懒言,面色萎黄,脉虚软无力为辨证要点。现代临床广泛运用于内脏下垂、久泻、久痢、脱肛、重症肌无力、乳糜尿、慢性肝炎等;妇科之子宫脱垂、妊娠及产后癃闭、胎动不安、月经过多;眼科之眼睑下垂、麻痹性斜视等属脾胃气虚或中气下陷者。而杨从鑫在慢性胃炎、胃下垂、内伤气虚发热、重症肌无力、子宫脱垂、崩漏等疾病辩证属中气不足中常用本方。使用本方时需要注意,方药甘温升散,故对阴虚火旺及内热炽盛者忌用。现代药理实验研究表明,脾虚证模型大鼠进行补中益气汤干预后,对其脾脏样本进行 1H-NMR 代谢组学检测,发现模型大鼠乳酸、牛磺酸、次黄嘌呤含量升高,谷氨酸、鲨肌醇含量降低,而药物治疗组可以将以上指标回调至正常水平。补中益气汤亦可提高血 T_3、T_4、TSH、IL-1β、IL-2 含量,调节脾虚发热模型大鼠甲状腺和免疫功能指标。

（三）参苓白术散

来源:宋代《太平惠民和剂局方》。

处方:莲子肉(去皮)一斤(500 g),薏苡仁一斤(500 g),缩砂仁一斤(500 g),桔梗(炒令深黄色)一斤(500 g),白扁豆(姜汁浸,去皮,微炒)一斤半(750 g),白茯苓二斤(1000 g),人参二斤(1000 g),甘草(炒)二斤(1000 g),白术二斤(1000 g),山药二斤(1000 g)。上为细末。每服二钱(6 g),枣汤调下。小儿量岁数加减服之。现代用法:水煎服,用量按原方比例酌减。

功效:益气健脾,渗湿止泻。

主治:脾虚湿盛证。饮食不化,胸脘痞闷,肠鸣泄泻,四肢乏力,形体消瘦,面色萎黄,舌淡苔白腻,脉虚缓。

本方是在四君子汤基础上加山药、莲子、白扁豆、薏苡仁、砂仁、桔梗而成。两方均有益气健脾之功,但四君子汤以补气为主,为治脾胃气虚的基础方;参苓白术散兼有渗湿行气作用,并有保肺之效,是治疗脾虚湿盛证及体现"培土生金"治法的常用方剂,即补脾益肺法。肺金而致脾肺虚弱之证。脾与肺为土金相生的母子关系,脾于脾,肺气盛衰取决于脾运的强弱,根据"虚则补其母"之而达益的作用,即"培土生金"。本方证是由脾虚不运,湿浊内阻所致。脾虚不运,饮食不化;湿浊内阻,气机不畅,清浊不分,故见胸脘痞闷,肠鸣泄泻;脾虚气血生化不足,肢体肌肤失于濡养,故四肢无力,形体消瘦,面色萎黄;舌淡苔白腻,脉虚缓皆为脾虚湿盛之象。治宜补益脾胃,兼以渗湿止泻。方中人参、白术、茯苓益气健脾渗湿为君。配伍山药、莲子肉助君药以健脾益气,兼能止泻;并用白扁豆、薏苡仁助白术、茯苓以健脾渗湿,均为臣药。更用砂仁醒脾和胃,行气化滞,是为佐药。桔梗宣肺利气,通调水道,又能载药上行,培土生金,为佐药;炒甘草健脾和中,调和诸药,为使药。综观全方,补中气,渗湿浊,行气滞,使脾气健运,湿邪得去,则诸症自除。《古今医鉴》所载参苓白术散,较本方多陈皮一味,适用于脾胃气虚兼有湿阻气滞者。杨从鑫认为本方药性平和,温而不燥,是治疗脾虚湿盛泄泻的常用方。常用本方治疗慢性胃肠炎、肠易激综合征、慢性支气管炎、慢性肾炎以及妇女带下清稀量多等病属脾虚湿盛者。临床应用以泄泻、舌苔白腻、脉虚缓为辨证要点。现代研究本方能通过影响动物小肠的吸收、分泌功能及胃和胰腺的分泌功能并修复损伤的小肠组织细胞;扶植厌氧菌和抑制需氧菌之调整功能,尤其是通过扶植健康因子双歧杆菌、强烈抑制主要耐药性菌株肠球菌等,抑制菌群失调。

(四)柴胡疏肝散

来源:明代张景岳《景岳全书》。

处方:陈皮(醋炒)、柴胡各 6 g,川芎、枳壳(麸炒)、芍药各 4.5 g,甘草(炙)1.5 g,香附 4.5 g。用法、用量:用水 400 mL,煎至 200 mL,空腹时服。

功效:疏肝解郁。

主治:主治肝气郁结,胁肋疼痛,寒热往来症候。

柴胡疏肝散出自明代张介宾《景岳全书·古方八阵·散阵》卷二十五胁痛篇,方由柴胡、芍药、枳壳、川芎、香附、甘草六味药组成,具疏肝行气、活血止痛的功效,主治肝气郁结、胁肋疼痛、寒热往来,临床主要用于治疗肝郁气滞证。近年来,该方被广泛用于治疗多种病症,如心脑血管疾病、胃肠疾病、肝胆疾病、头疼、顽固性失眠、抑郁症、糖尿病、斑秃、妇科疾病、男科疾病等。肝主疏泄,性喜条达,其经脉布胁肋循少腹。若情志不遂,木失条达,则致肝气郁结,经气不利,故见胁肋疼痛,胸闷、脘腹胀满;肝失疏泄,则情志抑郁易怒,善太息;脉弦为肝郁不舒之征。遵《内经》"木郁达之"之旨,治宜疏肝理气之法。柴胡疏肝散方中柴胡辛苦微寒,归肝胆经,具疏肝解郁、调理气机之效,健运中焦以杜生痰之源;香附辛微甘微苦,有调经理气止痛之用,与柴胡共用以助行气解郁;陈皮、枳壳、厚朴有消滞和胃之效,理气降泄浊逆;芍药酸苦微寒,归肝经,有敛肝柔肝、缓急止痛之效;甘草调和诸药。诸药合用,养中兼清,补中有行,共奏疏肝解郁、健脾和胃之效。现代药理研究证实,香附、柴胡可调节胃肠功能,抑制胃酸分泌;陈皮、枳壳、厚朴可抑制细胞凋亡,改善胃黏膜炎性症状。柴胡疏肝散疏肝解郁,健脾和胃,缓急止痛,不仅可调节胃肠功能、促进胃黏膜炎性症状的改善,还能抑制胃酸分泌。现代药理研究表明,柴胡疏肝散能使大鼠血液中胃泌素(GAS)和胃动素(MOT)明显回升。通过调节 GAS 及 MOT 来抑制慢性应激对大鼠胃肠功能的不良影响,提升胃肠激素水平,从而增强胃肠蠕动。通过下调胃窦生长抑素(SS)表达,发挥对功能性消化不良的治疗作用。

杨从鑫在临床中治疗脾胃疾病中慢性胃炎、消化性溃疡、慢性肝炎、肝硬化常应用本方。气虚严重者,加生晒参;胃阴不足者,加石斛、麦冬;血瘀者,加三七与丹参;反酸者,加吴茱萸、乌贼骨、瓦楞子;严重腹胀者,木香、砂仁、青皮;积食症者加炒谷芽、鸡内金。

(五)丹参饮

来源:清代陈修园《时方歌括》。

处方:丹参一两(37.2 g),檀香、砂仁各一钱(3.72 g)。水一杯半,煎至七分服。

功效:活血祛瘀,行气止痛。

主治:常用于慢性胃炎、胃及十二指肠溃疡、胃神经官能症以及心绞痛等,由于气滞血瘀所致者。以心胃诸痛,兼胸闷脘痞为证治要点。

本方由丹参、檀香、砂仁三味药物组成。原治气滞血瘀所致的心胃气痛。所谓心胃气痛,实为胃脘痛。该证初起多气结在经,久病则血滞在络,即叶天士所谓"久痛入络"。方中丹参用量为其他二味药的五倍,重用为君以活血祛瘀;然血之运行,有赖气之推动,若气有一息不运,则血有一息不行,况血瘀气亦滞,故伍入檀香、砂仁以温中行气止痛,共为佐使。以上三药合用,使气行血畅,诸疼痛自除。本方药味虽简,但配伍得当,气血并治,刚柔相济,是一首祛瘀、行气,止痛良方,故原书陈修园谓其"稳"。现代药理研究本方具有如下作用:① 抑菌、抗炎。丹参饮及组成药有抗感染、抗炎症及解热作用,对鼠的感染性关节肿及实验性腹腔感染动物有保护作用,对结核杆菌、霍乱弧菌、福氏痢疾杆菌、伤寒杆菌、大肠杆菌、变形杆菌、葡萄球菌等有抑制作用。② 镇静、镇痛。丹参饮组成药,药理研究证实对中枢神经系统有抑制作用,其作用与安定相似,复方丹参制剂可降低家兔脑电图自发电活动振幅,对多种疼痛有抑制作用。③ 抗凝。丹参饮对血小板聚集有明显的抑制作用,5 分钟血小板聚集抑制率为 24.4%,与阿司匹林比较无明显差异。④ 扩冠。丹参饮可扩张冠状动脉,使冠脉流量增加,对周围血管也有扩张作用,从而降低血压。当心功能不全时,可以改善心收缩力,促进侧支循环及体内血液的再分配,这样可降低冠心病患者的血浆黏度,加速红细胞电泳率,改善红细胞比容,进而改善微循环,对于冠心病患者血液的"黏、聚、滞"倾向有很好的治疗作用。杨从鑫很少单独使用本方,常与他方合用,用于胃炎、胃溃疡、胃癌等病程较长,兼有气滞血瘀之征象者。

(六)二陈平胃汤

来源:宋代《太平惠民和剂局方》。

处方:半夏(生姜浸泡)(15 g)、茯苓(15 g)、陈皮(6 g)、甘草(5 g)、苍术(10 g)、

厚朴(10 g)。用法、用量:用水400 mL,煎至200 mL,空腹时服。

功效:除湿化痰,理气和中。

主治:痰湿中阻之痞满。症见脘腹痞塞不舒,胸膈满闷,头晕目眩,身重困倦,呕恶纳呆,口淡不渴,小便不利,舌苔白厚腻,脉沉滑。

本方为治疗痰湿中阻之痞满之常用方。痰湿中阻,胃中气滞,升降失职,故见脘腹痞满不舒,胸膈满闷;痰湿蒙蔽神窍,故头晕目眩,呕恶纳呆;痰湿困阻,故身重困倦;舌苔白厚腻,脉沉滑为痰湿中阻之象。治当以除湿化痰,理气和中。方中半夏能入中焦,燥湿化痰,和胃除痞,用姜制更增其化痰燥湿之功,为君药;苍术和胃燥湿化痰,助君药燥湿化痰之功,为臣药;陈皮、厚朴理气消胀,茯苓健脾和胃,用为佐药;甘草益气调中,兼调和诸药,为佐使之用。诸药合用,共奏除湿化痰,理气和中之功。杨从鑫临床常用于胃神经官能症、胃及十二指肠溃疡、慢性胃炎、胃下垂等属于痰湿中阻者,运用要点:① 主要用于治疗痰湿中阻之痞满诞。临证以脘腹满闷,呕恶纳呆,口淡不渴,舌苔白厚腻,脉沉滑为辨证要点。② 随症加减,若痰湿盛而胀满甚者,加枳实、紫苏梗、桔梗等,或合用半夏厚朴汤以加强化痰理气;气逆不降,嗳气不止者,加旋覆花、代赭石、枳实、沉香等;痰湿郁久化热而口苦、舌红苔黄者,改用黄连温胆汤;见脾胃虚弱者,加党参、白术、砂仁健脾和中。

(七) 黄连温胆汤

来源:清代陆廷珍《六因条辨》。

处方:川黄连(6 g)、竹茹(9 g)、枳实(9 g)、半夏(9 g)、陈皮(6 g)、甘草(3 g)、生姜(2 片)、茯苓(9 g)。用法:水煎服。

功效:清热燥湿,化痰和中。

主治:主治伤暑汗出,身不大热,烦闷欲呕,苔黄腻。

黄连温胆汤即温胆汤加黄连而成方,出自《备急千金药方》,由半夏、枳实、陈皮、竹茹、甘草、生姜组成,以其温养胆气为主要功效,用于治疗胆寒所致之大病后虚烦不得眠。后世医家在应用时不断扩展,《三因极一病证方论》中进一步扩大了温胆汤的主治定位,拓宽了其适应范围,"痰涎""气郁"所变生的诸症都可应用温胆汤,并可随具体病情加减变化。如偏寒者加大生姜、陈皮用量,偏热者可加黄芩、黄连。单加黄连即为黄连温胆汤,首见于《六因条辨》,可治胆郁痰热、胆胃不和等证,易温胆之意为清胆之功。所以,后世以此为基本方衍化,临床应用甚广。方中半夏降逆和胃,燥湿化痰;枳实行气消痰;竹茹清热化痰,止呕除烦;陈皮理气燥湿化痰;茯苓健脾渗湿消痰;黄连清热燥湿,泻火解毒;甘草、生姜、大枣益脾和胃,以绝生痰之源。制方精当,药专力宏,若病机与痰、浊、湿、热相关,拘其法而不泥其方,随症加减,可获良效。临证运用时以舌苔(黄)白厚或黄腻、脉滑数为辨证要点。杨从鑫临床也常用本方治疗痞满、胃脘痛、眩晕、头痛、不寐等病、消渴等证属痰热中阻的病症。常加酸枣仁、龙齿等治疗心悸、不寐等;加天麻、菊花、代赭石,治疗高血压、颈椎病等导致的眩晕;加延胡索、三七、丹参、蒲公英等,治疗急、慢性胃炎,溃疡病属肝胃不和、痰热内扰证;现代医学实验研究表明,黄连温胆汤有抑制和杀灭幽门螺杆菌、抗炎、稳定血管斑块等作用。

(八) 黄芪建中汤

来源:汉代张仲景《金匮要略》。

处方:黄芪一两半(5 g),桂枝、生姜各三两(9 g),芍药六两(18 g),炙甘草二两(6 g),大枣十二枚(擘)(4 枚),胶饴(饴糖)一升。制法:黄芪等六种煎水取汁,入饴糖待溶化后饮用。

功效:温中补虚,缓急止痛。

主治:用于中焦虚寒之虚劳里急证。证见腹中时时拘急疼痛,喜温喜按,少气懒言;或心中悸动,虚烦不宁,劳则愈甚,面色无华;或伴神疲乏力,肢体酸软,手足烦热,咽干口燥,舌淡苔白,脉细弦。

黄芪建中汤于小建中汤内加黄芪,是增强益气建中之力,阳生阴长,诸虚不足之证自除。本方重在温养脾胃,是治疗虚寒性胃痛的主方。用于气虚里寒,腹中拘急疼痛,喜温慰,自汗,脉虚。本方以黄芪、大枣、甘草补脾益气,桂枝、生姜温阳散寒,白芍缓急止痛,饴糖补脾缓急。著有《温热论》的清代著名中医温病大家叶天士为黄芪建中汤治虚劳提出具体指征:① 久病消瘦;② 胃纳不佳,时寒时热,喘促短气,容易汗出;③ 脉虚无力;④ 有操劳过度史;⑤ 阴虚内热者忌用。能够通过调节氧化/抗氧化系统,改善有关酶活性及蛋白的表达,调控生长因子和胃肠激素,促进机体免疫功能等达到保护胃黏膜、抗溃疡、助消化等作用。《金匮要略·血痹虚劳病》第 14 条:"虚劳里急,诸不足,黄芪建中汤主之。"杨从鑫认为虚劳,是一种逐渐消瘦不能进食的慢性消耗性疾病。里急,是腹痛的另一种说法。诸不足,是各种功能低下、日常生活能力下降的表现。按此经典方证,黄芪建中汤可以用于慢性消化道疾病,如慢性胃炎、胃及十二指肠溃疡、胃癌、慢性肠炎、营养不良、贫血等。其人通常黄瘦但有浮肿貌,乏力神疲等。有的以腹痛为主诉,饥饿、受凉时更为严重。有的以疲惫、自汗为主诉,有的善饥,有的食欲不振。主诉不同,但脉弱则一。脉按之无力,或如葱管,或为细丝。这种状态中医通用"中虚"来解释,或者说"脾胃虚弱"。用黄芪建中汤,饴糖不能少。饴糖又名麦芽糖,这是农家用糯米或小黄米、小麦等制作的食品。饴糖甘甜,不腻膈,不反酸,开胃助消化,现的说法,饴糖中含有一种叫作低聚异麦芽糖的成分,能够增加消化道内的有益细菌双歧杆菌的含量。饴糖不入煎剂,通常在服用时搅入汤液。黄芪建中汤中的黄芪,能健脾补气、利水消肿,还能长新肉、治恶疮,是方中主药。但是,对于形瘦食少者,黄芪用量不必大。大剂量黄芪可能会产生腹胀,甚至让人胸闷烦躁。黄芪建中汤原方黄芪用一两半,按杨从鑫经验一般在 20 g 左右。临证加减:若泛酸者,可去饴糖,加吴茱萸暖肝温胃以制酸,另可再加瓦楞子。泛吐清水较多者,可加干姜、陈皮、半夏、茯苓等以温胃化饮。如阳虚寒甚而痛甚,可用大建中汤建立中气,或理中丸以温中散寒,中阳得运,则寒邪自散,诸症悉除。如寒象不明显,以脾胃虚弱为主者,可用香砂六君子汤以益气健脾,行气和胃。

(九) 理中丸或汤 (人参汤)

来源:汉代张仲景《伤寒论》《金匮要略》。

处方:人参、炙甘草、白术、干姜各三两(9 g)。用法上四味,捣筛,蜜和为丸,如鸡子黄许大(9 g)。以沸汤数合,和一丸,研碎,温服之,日三四服,夜二服。腹中未热,益至三四丸,然不及汤。汤法:以四物依两数切,用水八升,煮取三升,去滓,温服一升,日三服。服汤后,如食顷,饮热粥一升许,微自温,勿发揭衣被(现代用法:上药共研细末,炼蜜为丸,重 9 g,每次 1 丸,温开水送服,每日 2~3 次。或作汤剂,水煎服,用量按原方比例酌减)。

功效:温中祛寒,补气健脾。

主治:脾胃虚寒,自利不渴,呕吐腹痛,不欲饮食,中寒霍乱,阳虚失血,胸痹虚证,病后喜唾,小儿慢惊。

《伤寒论》第 159 条:"伤寒服汤药,下利不止,心下痞硬,服泻心汤已,复以他药下之,利不止,医以理中与之,利益甚。"理中,理中焦,此利在下焦,赤石脂禹余粮汤主之。复不止者,当利其小便。《金匮要略》卷上胸痹心痛短气病脉证治第九胸痹,心中痞气,气结在胸,胸满,胁下逆抢心,枳实薤白桂枝汤主之,人参汤亦主之。方中干姜辛热,温中焦脾胃,助阳祛寒,为君药。人参益气健脾,培补后天之本助运化为臣药;白术健脾燥湿为佐药。炙甘草益气和中,缓急止痛,调和诸药为使药。四药合用,温中焦之阳气,祛中焦之寒邪,健中焦之运化,吐泻冷痛诸症悉可解除,故方名"理中"。现代医学研究本方有明显地促进实验性胃溃疡愈合的作用。理中汤能降低胃液中游离盐酸浓度,从而减轻对黏膜的侵蚀和减少胃蛋白酶激活,对溃疡发生起到了保护作用。理中汤能促进醋酸型胃溃疡愈合,说明它能促进黏膜细胞再生修复。理中汤既能抑制攻击因子又能强化防御因子,通过两方面综合作用发挥其抗溃疡作用,研究还表明人参、白术、甘草及提取物对大鼠实验性胃溃疡都有促进溃疡愈合的作用。还有实验表明本方在一定程度上能提高阳虚小鼠的巨噬细胞吞噬功能,在一定程度上能提高阳虚小鼠的脾脏重量。

（十）良附丸

来源:清代谢元庆《良方集腋》。

处方:高良姜(酒洗 7 次,焙干)香附子(醋洗 7 次,焙干),制法二药各研各贮。用时以米饮汤加入生姜汁一匙,盐一撮,为丸服之。现代用法:水煎服。

功效:疏肝理气,温胃祛寒。

主治:用于治疗肝郁气滞,胃有寒凝,脘腹疼痛,喜温喜按,成胸胁胀痛,或痛经,苔白,脉沉紧者。注意胃脘痛属于肝胃火郁,甚或出血者忌用。

良附丸首载于《良方集腋》。该书由清代著名医家谢元庆(1798—1860 年)汇集民间验方编著而成。书中记载:"高良姜酒洗七次,香附子醋洗七次,各焙、各研、各贮等分。如病因寒而得者,用高良姜二钱,香附末一钱;如病因怒而得者,用高良姜一钱,香附末三钱;如病因寒怒兼有者,高良姜一钱五分,香附一钱五分。用时以米饮加生姜汁一匙,盐一撮为丸,服之立止。"在组方遣药方面,高良姜味辛性热,归脾、胃经。散寒止痛,温中止呕,《名医别录》载:"主暴冷,胃中冷逆,霍乱腹痛。"香附子味辛、微苦微甘,性平,归肝、脾、三焦经,功善疏肝解郁、调经止痛、理气调中,《本草纲目》载:"利三焦,解六郁,消饮食积聚、痰饮痞满,肘肿腹胀、脚气,止心腹、肢体、头目、齿耳诸痛,……妇人崩漏带下,月候不调,胎前产后百病。"二药相合,一散寒凝,一行气滞,共奏温胃理气之功。杨从鑫认为良姜为中焦治冷时最当的一味药。与香附相配,一个是温胃,一个是行气,而胃痛以寒性的居多。无论炎症、胃黏膜脱垂,从西医分析原因很多。但从中医辨证,属寒者多,属虚寒的更多,所以要疏肝和胃。肝胃气痛也好,胃脘痛也好,治疗都是偏重温散。杨从鑫应用本方:虚者可与六君子汤、黄芪建中汤、吴茱萸汤等合用,实证常与柴胡疏肝散、丹参饮等合用。药理作用现代研究表明,该药有抑制子宫及胃肠平滑肌收缩的作用,以及镇痛和抗溃疡作用,而且对多种细菌,如溶血性链球菌、肺炎球菌、白喉杆菌等均有抑制作用。另外,实验研究表明,该药中的高良姜能刺激胃肠壁的神经末梢,反射性地引起消化功能亢奋和通畅胃肠血液循环,还具有抗缺氧能力。临床新用有临床报道,该药还可用于治疗胃肠神经官能症、肋间神经痛、胆汁反流性胃炎、痛经等证属寒凝气滞者。对慢性肝炎、盆腔炎、子宫内膜异位症等疾病属气滞寒凝的疼痛,有里寒见证的急腹症,以及疾病后期有脾胃虚寒表现者,均可应用该药治疗。

（十一）清胃散

来源:元代李东垣《脾胃论》。

处方:生地黄、当归身各三分(各 6 g),牡丹皮半钱(9 g),黄连六分(夏月倍之)(6 g),升麻一钱(9 g)。上药为末,都作一服,水盏半,煎至七分,去滓,放冷服之。

功效:清胃凉血。

主治:胃火牙痛。牙痛牵引头疼,面颊发热,其齿喜冷恶热;或牙宣出血;或牙龈红肿溃烂;或唇舌颊腮肿痛;口气热臭,口干舌燥,舌红苔黄,脉滑数。

清胃散源于李东垣《脾胃论·调理脾胃治验》,由黄连、当归、生地、丹皮、升麻组成,组方主题鲜明。东垣曾用该方治疗因服补胃热药而致上下身痛不可忍、牵引头脑、满身热、发大痛者,故本方专治足阳明胃经中热盛。后经历代医家临床应用,其主治范围有所扩大,可治疗由于胃热火气上攻所致,症见牙周肿痛,牵引头颈,面颊发热;或牙龈红肿、溃烂,口腔唇舌黏膜溃疡,唇舌干燥,口热气臭,舌红苔黄,脉滑大而数等疾病。究其原因,多因过食煎炸炙烘之品,胃中积热;或过食生冷,抑遏阳气化火;或过服温补辛热之药,致火气上攻。足阳明胃经循面颊,分布于耳前、前额,绕口唇,入上齿龈,故胃火上攻可见唇口肿痛、口腔溃疡、上齿疼痛;大肠亦属于阳明经,所以胃热多兼大肠热,而出现大便干燥之症;口气热臭,舌红苔黄,脉滑大而数皆为胃热之症。由此可见,本方立义鲜明,功效明确。本证为胃有积热,热循足阳明经脉上攻所致。牙痛牵引头疼,面颊发热,唇舌颊腮肿痛,牙龈腐烂等,皆是火热攻窜为害。胃为多气多血之腑,胃热每致血分亦热,故易患牙宣出血等症。本方名为清胃散,而黄连最擅清胃之火,临床凡胃中实热之证,常用此药。本方主药黄连,味苦性寒,直清胃腑之火;臣药升麻,清热解毒,升而能散。据《药性论》记载,升麻"能治口齿风热肿痛,牙根浮烂恶臭"。李东垣认为"凡胃虚伤冷,郁遏阳气于脾土者,宜升麻……以升散其火郁"。升麻与黄连相伍,则升清降浊,可使郁遏之火得到宣达。黄连得升麻,则泻火而无凉遏之弊;升麻得黄连,则散火而无升焰之虞。二药相配,则散火制其上炎之害,降热而制其内郁之患,发挥清上彻下之功效。方中佐药是生地黄、丹皮、当归,胃为水谷之海,又为多气多血之腑,胃热每致血亦热,导致阴血受损,所以方中选用生地黄、丹皮凉血止血,清热养阴,其中生地黄可清热兼养阴,丹皮可除血中伏火,再以当归和血养血,引药入阳明经。综观本方,组方配伍独到,构思精巧,体现了东垣高超的岐黄之道。《医方集解》载本方有石膏,其清胃之力更强。杨从鑫在临床中常用本方治疗口腔炎、口腔溃疡、牙周炎、三叉神经痛等属胃火上攻者。以牙痛牵引头痛,口气热臭,舌红苔黄,脉滑数为证治要点。肠燥便秘者,可加大黄以导热下行;口渴饮冷者,加石膏以清热生津;胃火炽盛之牙衄,可加牛膝以导血热下行。

(十二)四逆散

来源:汉代张仲景《伤寒论》。

处方:甘草(炙)、枳实(破,水渍,炙干)、柴胡、芍药各6g。用法:上四味,捣筛,白饮和服方寸匕,日三服。现代用法:水煎服。

咳者,加五味子、干姜,并主下利;悸者,加桂枝;小便不利者,加茯苓;腹中痛者,加附子;泄利下重者,加薤白。

功效:透邪解郁,疏肝理脾。

主治:①阳郁厥逆证。手足不温,或腹痛,或泄利下重,脉弦。②肝脾气郁证。胁肋胀闷,脘腹疼痛,脉弦。

《伤寒论·辨少阴病脉证并治》:"少阴病,四逆,其人或咳,或悸,或小便不利,或腹中痛,或泄利下重者,四逆散主之。"四逆者,乃手足不温也。其证缘于外邪传经入里,气机为之郁遏,不得疏泄,导致阳气内郁,不能达于四末,而见手足不温。此种"四逆"与阳衰阴盛的四肢厥逆有本质区别。正如李中梓云:"此证虽云四逆,必不甚冷,或指头微温,或脉不沉微,乃阴中涵阳之证,唯气不宣通,是为逆冷。"故治宜透邪解郁,调畅气机为法。方中取柴胡入肝胆经,既可疏解肝郁,又可升清阳以使郁热外透,为君药。白芍敛阴养血柔肝为臣,与柴胡合用,一升一敛,以补养肝血,条达肝气,可使柴胡升散而无耗伤阴血之弊。佐以枳实行气散结,又可以泄热,与柴胡为伍,一升一降,加强舒畅气机之功,并奏升清降浊之效;与白芍相配,又能理气和血,使气血调和。使以甘草,调和诸药,益脾缓急和中。综合四药,共奏透邪解郁,疏肝理脾之效,使邪去郁解,气血调畅,清阳得伸,四逆自愈。原方用白饮(米汤)和服,亦取中气和则阴阳之气自相顺接之意。由于本方有疏肝理脾之功,所以后世常以本方加减治疗肝脾气郁所致胁肋脘腹疼痛诸症。本方与小柴胡汤同为和解剂,同用柴胡、甘草。但小柴胡汤用柴胡配黄芩,解表清热作用较强;四逆散则柴胡配枳实,升清降浊,疏肝理脾作用较著。故小柴胡汤为和解少阳的代表方,四逆散则为调和肝脾的基础方。吴谦等《医宗金鉴·订正仲景全书·伤寒论注》卷七录李中梓:"按少阴用药,有阴阳之分。如阴寒而四逆者,非姜、附不能疗。此证虽云四逆,必不甚冷,或指头微温,或脉不沉微,乃阴中涵阳之证,唯气不宣通,是为逆冷。故以柴胡凉表,芍药清中。此本肝胆之剂而少阴用之者,为水木同源也。以枳实利七冲之门,以甘草和三焦气,气机宣通,而四逆可痊矣。"杨从鑫在临床常用于慢性肝炎、胆囊炎、胆石症、胆道蛔虫病、肋间神经痛、胃溃疡、胃炎、胃肠神经官能症、附件炎、输卵管阻塞、急性乳腺炎等出现胸胁痛、腹痛症状,证属肝胆气郁,肝脾(或胆胃)不和者。临床应用以手足不温,或胁肋、脘腹疼痛,脉弦为辨证要点。伴有干咳者,加五味子、干姜以温肺散寒止咳;伴有心悸者,加桂枝以温心阳;小便不利者,加茯苓以利小便;腹中冷痛者,加炮附子以散里寒;气郁甚者,加香附、郁金以理气解郁;有热者,加栀子以清内热。

(十三)吴茱萸汤

来源:汉代张仲景《伤寒论》。

处方:吴茱萸一升(洗)、人参三两、生姜六两(切)、大枣十二枚(擘),上四味,以水七升,煮取二升,温服七合,日三服。现代用法:吴茱萸9g(汤洗7遍),人参9g,生姜18g,大枣4枚(擘),上四味,以水1L,煮取400mL,去滓,温服100mL,日服3次。

功效:温中补虚,降逆止呕。

主治:主治胃中虚寒,食谷欲呕,或呕而胸满,少阴吐利,手足逆冷,烦躁欲死,厥阴头痛,吐涎沫。用法、用量:上四味,以水1L,煮取400mL,去滓,温服100mL,日服3次。

《伤寒论》中有三条论述吴茱萸汤,阳明病篇第243条云:"食谷欲呕,属阳明也,吴茱萸汤主之,得汤反剧者,属上焦也。"少阴病篇第309条讲到:"少阴病,吐利,手足逆冷,烦躁欲死者,吴茱萸汤主之。"厥阴病篇第378条亦言到:"干呕吐涎沫,头痛者,吴茱萸汤主之。"论述了其基本病机当属肝胃虚寒,浊阴上逆,以干呕或吐涎沫、食谷欲呕,胸膈满闷,胃脘冷痛,吞酸嘈杂,颠顶头痛,舌淡苔白滑,脉沉迟为辨证要点。吴茱萸汤由吴茱萸、人参、大枣、生姜四味药物组成。《内经》中讲到,寒邪侵淫于内,以甘热治之,辅助以辛苦。《本草纲目》记载,吴茱萸能开郁化滞,又治吞酸与厥阴痰涎头痛,以及阴毒腹痛等症。该方重用吴茱萸为君,意在温煦厥阴肝经,使肝气不寒,涤荡郁结之肝气;治脾胃虚寒,降逆止呕,使清阳得升。生姜性辛温,其味发散,能温散胃中虚寒,凑和中止呕之功,为臣药。经言邪之所凑者,其气必虚,方中人参益气健脾养胃,扶中气之虚,有扶正祛邪之意,为佐药。大枣甘缓和中,合人参以益脾气,合生姜以调脾胃,且可制约吴茱萸之辛热,调和诸药,为佐使药。吴茱萸汤证病位位于肝胃肾,肝木之寒气侵犯阳明胃土,胃失和降;肝肾同源,木郁则水更寒,若阳气受阻,致疏泄不及,肾水更寒。吴茱萸汤涉及阳明、少阴、厥阴三经,既止阳明寒呕,少阴下利,又善治厥阴头痛。全方吴茱萸辛热温肝暖胃,生姜辛温温胃散寒;人参甘淡益气扶正;大枣调和诸药。诸药配伍,达到温中补虚,散寒止痛,暖肝和胃,降逆止呕之功效。从中可以看出经方组织严密,药味简练,立法之巧妙。近年来的研究发现,吴茱萸汤具有止呕、止泻、止痛、降压、保护胃黏膜、抗炎等功效,并且其药理作用的实现具有多靶点、多机制等特点。这与吴茱萸汤散寒止痛,降逆止呕的作用是互相吻合的。杨从鑫常用本方治疗神经性呕吐、慢性胃炎、高血压病、胃食管反流病、偏头痛等疾病,中医辨证为肝胃虚寒者。

(十四)香砂六君子汤

来源:清代罗美《古今名医方论》。

处方:人参一钱(3g)、白术二钱(6g)、茯苓二钱(6g)、炙甘草七分(2g)、陈皮八分(2.5g)、半夏一钱(3g)、木香七分(2g)、砂仁八分(2.5g)、生姜二钱(6g)。用法:水煎服,每日2次。制丸剂,每服6~9g。

功效:功效益气化痰,理气畅中。

主治:主治脾胃气虚,寒湿滞于中焦,症见脘腹胀满、疼痛,纳呆嗳气,呕吐泄泻,舌淡苔白,脉滑。临床主要用于治疗胃炎、胃溃疡、腹泻等病症。

柯琴曰:"经曰:壮者气行则愈,怯者着而为病,盖人在气交之中,因气而生,而生气总以胃气为本,若脾胃一有不和,则气便着滞,或痞闷哕呕,或生痰留饮,因而不思饮食,肌肉消瘦,诸证蜂起而形消气息矣,四君子气分之总方也,人参致冲和之气,白术培中宫,茯苓清治节,甘草调五藏,胃气既治,病安从来,然拨乱反正又不能无为而治,必举大行气之品以辅之。则补者不至泥而不行,故加陈皮以利肺金之逆气,半夏以疏脾土之湿气,而痰饮可除也,加木香以行三焦之滞气,缩砂以通脾肾之元气,而贲郁可开也,君得四辅则功力倍宣,四辅奉君则元气大振,相得而益彰矣。"香砂六君子汤能抑制胃黏膜瘀血、水肿等病理变化,减轻炎细胞浸润,减少上皮化生;能较好地拮抗胃黏膜的慢性损伤;促进胃液分泌,显著提高胃液游离酸度的排出量;增加已减少的胃窦C细胞,改善胃肠道的内分泌功能,还能调节细胞免疫及体液免疫功能。香砂六君子汤能抑制胃酸及胃蛋白酶分泌,有利于胆汁反流性胃炎的治疗;可延缓H^+自胃腔向黏膜内的弥散,并阻止碳酸氢盐自上皮细胞表面向胃腔内的移行,从而保护胃黏膜,使其免受损伤。香砂六君子汤水煎液对胃黏膜出血有显著的治疗效果,对胃黏膜损伤有促进自愈的疗效,且呈时效关系,治疗作用快速、高效。

(十五)左金丸

来源:元代朱丹溪《丹溪心法》。

处方:黄连(一本作芩)六两(18g)、吴茱萸一两或半两(3g)。古代用法:上为末,水为丸,或蒸饼为丸。每服五十丸,白汤送下。现代用法:为末,水泛为丸,每服3g,开水吞服。或作汤剂,水煎服,用量按原方比例酌定。

功效:泻肝火,行湿,开痞结。

主治:肝火犯胃,嘈杂吞酸,呕吐胁痛,筋疝痞结,霍乱转筋。

左金丸由金元时期著名医家朱丹溪创制,其方药精良,以黄连、吴茱萸按6:1的特殊比例配伍而成。朱丹溪强调"凡火盛者,不可骤用凉药,必兼温散",故以苦寒之黄连清泻君相之火,辛温之吴茱萸温中调气佐制,辛开苦降、寒热并用,共奏清泻肝火、降逆止呕之功。吴谦《医宗金鉴·删补名医方论》卷四:"左金丸独用黄连为君,从实则泻子之法,以直折其上炎之势。吴茱萸从类相求,引热下行,并以辛燥开其肝郁,惩其扞格,故以为佐。然必本气实而土不虚者,庶可相宜。"本方证是由肝郁化火,横逆犯胃,肝胃不和所致。肝之经脉布于胁肋,肝经自病则胁肋胀痛;犯胃则胃失和降,故嘈杂吞酸、呕吐口苦;舌红苔黄,脉象弦数乃肝经火郁之候。《素问·至真要大论》曰:"诸逆冲上,皆属于火";"诸呕吐酸,暴注下迫,皆属于热。"火热当清,气逆当降,故治宜清泻肝火为主,兼以降逆止呕。方中重用黄连为君,清泻肝火,使肝火得清,自不横逆犯胃;黄连亦善清泻胃热,胃火降则其气自和,一药而两清肝胃,标本兼顾。然气郁化火之证,纯用大苦大寒既恐郁结不开,又虑折伤中阳,故又少佐辛热之吴茱萸,一者疏肝解郁,以使肝气条达,郁结得开;一者反佐以制黄连之寒,使泻火而无凉遏之弊;一者取其下气之用,以和胃降逆;一者可引领黄连入肝经。如此一味而功兼四用,以为佐使。二药合用,共收清泻肝火,降逆止呕之效。本方的配伍特点是辛开苦降,肝胃同治,泻火而不至凉遏,降逆而不碍火郁,相反相成,使肝火得清,胃气得降,则诸症自愈。杨从鑫常用于治疗消化性溃疡、慢性非萎缩性胃炎、反流性食管炎等疾病,临床应用以呕吐吞酸、胁痛口苦、舌红苔黄、脉弦数为辨证要点。吞酸重者,加乌贼骨、煅瓦楞以制酸止痛;胁肋疼甚者,可合四逆散以加强疏肝和胃之功。

现代药理学研究发现,左金丸并非局限于古方"治肝火"之功效,其有效成分具有多种药理作用,临床应用广泛。现代药理研究发现左金丸具有多活性成分、多作用靶点以及多维作用机制的特点。其化学成分包含生物碱、挥发油、氨基酸、有机酸、黄酮、甾体和微量元素等多种成分,其中生物碱发挥着主要治疗作用。左金丸通过抗溃疡及抑制胃酸分泌、抗 Hp、中枢调节、镇痛、抑菌及抗炎、调节胃肠运动等途径发挥其治疗作用。虽然左金丸治疗消化系统疾病疗效确切,但在其他方面仍有广阔的研究空间。纵观近年研究成果,左金丸在抗肿瘤、抗抑郁、治疗心血管及神经系统疾病等方面均取得一定进展。

(十六)葛根芩连汤

来源:汉代张仲景《伤寒论》。

处方:葛根15g,黄连9g,甘草6g,黄芩9g。上四味,以水八升,先煮葛根,减二升,内诸药,煮取二升,去滓,分温再服。现代用法:水煎服。

功效:解表清里。

主治:协热下利。本方用于协热下利证,临床应用以身热下利,胸脘烦热,口干作渴,喘而汗出,舌红苔黄,脉数或促为辨证要点。

《伤寒论·太阳病脉证并治》:"太阳病,桂枝证,医反下之,利遂不止。脉促者,表未解也;喘而汗出,葛根芩连汤主之。"本证多由伤寒表证未解,邪陷阳明所致,治疗以解表清里为主。清·尤怡《伤寒贯珠集》:"太阳中风发热,本当桂枝解表,而反下之,里虚邪入,利遂不止,其证则喘而汗出。夫促为阳盛,脉促者,知表未解也。无汗而喘,为寒在表;喘而汗出,为热在里也。是其邪陷于里者十之七,而留于表者十之三,其病为表里并受之病,故其法亦宜表里双解之法。……葛根解肌于表,芩、连清热于里,甘草则合表里而并和之耳。盖风邪初中,病为在表,一入于里,则变为热矣。故治表者,必以葛根之辛凉;治里者,秘以芩、连之苦寒也。"表证未解,里热已炽,故见身热口渴、胸闷烦热、口干作渴;里热上蒸于肺则作喘,外蒸于肌表则汗出;热邪内迫,大肠传导失司,故下利臭秽,肛门有灼热感;舌红苔黄,脉数皆为里热偏盛之象。清·柯琴《伤寒来苏集·伤寒附翼》:"桂枝证,脉本缓,误下后而反促,阳气重可知。邪束于表,阳扰于内,故喘而汗出;利遂不止者,此暴注下迫,属于热,与脉微弱而协热利者不同。表热虽未解,而大热已入里,故非桂枝、芍药所能和,亦非厚朴、杏仁所能解矣。故君气轻质重之葛根,以解肌而止利,佐苦寒清肃之芩、连,以止汗而除喘,用甘草以和中。先煮葛根,后内诸药,解肌之力优,而清中之气锐,又与社中逐邪法迥殊矣。方中葛根辛甘而凉,入脾胃经,既能解表退热,又能升阳脾胃清阳之气而治下利,故为君药。"黄连、黄芩清热燥湿、厚肠止利,故为臣药;甘草甘缓和中,调和诸药,为佐使药。本方配伍特点外疏内清,表里同治。杨从鑫常用本方治疗感染性腹泻,胃肠型感冒以及细菌性痢疾等疾病,临证时加减化裁,腹痛者,加炒白芍以柔肝止痛;热痢里急后重者,加木香、槟榔以行气而除后重;兼呕吐者,加半夏以降逆止呕;夹食滞者,加山楂以消食。

（十七）赤石脂禹余粮汤

来源:汉代张仲景《伤寒论》。

处方:赤石脂一斤,碎太乙禹余粮一斤,碎,上二味,以水六升,煮取二升。去滓,分温3服。现代用法:赤石脂30 g(碎),禹余粮30 g(碎),用法、用量:上二味,以水1.2 L,煮取400 mL,去滓,分3次温服。

功效:收敛固脱,涩肠止泻。

主治:主久泻、久痢,肠滑不能收摄者,伤寒病屡用下药所致下利不正滑脱不禁。常伴有小便短少或不利症状。

《伤寒论》原文:"伤寒服汤药,下利不利,心下硬,服泻心汤已,复以他药下之利不止。医以理中与之,利益甚。赤石脂禹余粮主之,则其方为治下焦虚寒下利滑脱不禁之方明矣。"方中赤石脂甘酸温涩,厚肠胃而仅脱;禹余粮甘寒重涩,固下焦,治肠泄而止下痢。两药相辅相成,乃温可固脱法也。清·柯韵伯在《伤寒附翼》中记载,此二味皆土之精气所结,能实胃而涩肠。盖急以治下焦之标者,实以培中宫之本也。要之此证,是土虚而非火虚,故不宜于姜附。若水不利而湿甚,复利不土者,则又当利其小便矣。凡下焦虚脱者,以二物为本,参汤调服最效。清·王晋三曰:"仲景治下焦利,重用固涩者,是殆以阳明不阖,太阴独开,下焦关闸尽撤耳。若以理中与之,从甲己化土,复用开法,非理也。当用石脂酸温理气,余粮固涩胜湿,取其性皆重坠,直走下焦,从戊己化全阖法治之。故开太阳以利小便,亦非治法。唯从手阳明拦截容道,修其关闸,斯为直捷痛快之治。"赤石脂禹余粮汤方中赤石脂温涩止利,收涩固脉络。禹余粮涩肠止泻,收敛止血,固脉络,益大肠。杨从鑫常用本方治疗慢性肠炎、过敏性肠炎、慢性细菌性痢疾、慢性非特异性溃疡性结肠炎等病证,临床辨证要点:以下利,大便滑脱不禁,腹痛喜温喜按、手足不温,舌质淡、苔薄白、脉沉为辨证要点。可有肛门下坠,或脱肛,或子宫下垂。其基本病机为脾阳虚衰,固摄不及。现代药理研究赤石脂禹余粮汤主要可以抑制肠蠕动,促进血管收缩。

(十八) 四神丸

来源:《中国药典》。

处方:肉豆蔻(煨)200 g,补骨脂(盐炒)400 g,五味子(醋制)200 g,吴茱萸(制)100 g,大枣(去核)200 g,炮制以上五味,粉碎成细粉,过筛,混匀。另取生姜200 g,捣碎,加水适量压榨取汁,与上述粉末泛丸,干燥,即得。口服一次9 g,一日1～2次。现代用法:可入煎剂。

功效:温肾暖脾,涩肠止泻。

主治:于命门火衰,脾肾虚寒,五更泄泻或便溏腹痛,腰酸肢冷。

据考证四神丸最早源于汉代《华佗神医秘传》中的"华佗治肾泄神方",后又以"四神丸"为方名,收录于《陈氏小儿痘疫方论》中。本方涵盖肉豆蔻(煨)、补骨脂(盐炒)、五味子(醋制)、吴茱萸(制)、大枣去核、生姜六味中药,为肾阳不足所致的泄泻所设。临床广泛用于脾肾阳虚型泄泻、溃疡性结肠炎、肠易激综合征等疾病,四神丸作为一首经典方剂,以补骨脂辛温善补命门火衰为君;以肉豆蔻温中涩肠,五味子酸敛固涩,吴茱萸辛热补火燥湿为臣;以生姜温胃散寒,大枣益气补中为佐,诸药合用,可使火旺土强,阳复寒去,脾得运化,大肠得固,肾泄之证自愈。无论是整体方剂,还是其组成成分及其各自有效成分,概括起来都有抗炎镇痛、抑菌消肿、调节免疫的作用,而且往往都作用于消化道,可见四神丸治疗消化道疾病具有良好的现代药理学基础。四神丸可用来治疗慢性结肠炎、肠易激综合征、溃疡性结肠炎、慢性腹泻。

(十九) 乌梅丸

来源:汉代张仲景《伤寒论》。

处方:乌梅三百枚(480 g),细辛六两(180 g),干姜十两(300 g),黄连十六两(480 g),当归四两(120 g),附子(去皮,炮)六两(180 g),蜀椒四两(120 g),桂枝(去皮)、人参、黄柏各六两(180 g),以苦酒(即醋)渍乌梅一宿,去核,蒸熟,捣成泥;余药研为细末,与乌梅泥和匀,加密为丸,如梧桐子大。每服7～9 g,日3服。禁生冷、滑物、臭食等。现代用法:可做煎剂,用量按比例酌减。

功效:缓肝调中,清上温下,安蛔驱蛔。

主治:脏寒,蛔上入膈,烦闷不安,手足厥冷,得食而呕,腹痛,吐蛔,时发时止,或久利不止

乌梅丸首见于《伤寒论·辨厥阴病脉症并治》,是厥阴病主方,厥阴病提纲言:"厥阴之为病,消渴,气上撞心,心中疼热,饥而不欲食,食则吐蛔,下之利不止。"又有《伤寒论·辨厥阴病脉症并治》第338条言:"蛔厥者,乌梅丸主之,又主久利。"因此乌梅丸古代多用于治疗"蛔厥,久痢"和"消渴"。乌梅丸由乌梅、细辛、附子、桂枝、人参、黄柏、黄连、干姜、当归、花椒组成,全方攻补兼施、寒热酸苦并用,能够平调寒热,调和阴阳。后世医家临证医案不断拓展了乌梅丸应用,不局限于治疗蛔厥、久痢、消渴病,也可用于治疗消化系统疾病、神经系统疾病、心血管系统疾病、呼吸系统疾病、内分泌系统疾病、妇科疾病。近些年药理学研究阐明乌梅丸具有抗炎、调节免疫、调节肠道菌群、调节多调信号通路、降血糖、降血压、抑制肝纤维化、改善哮喘气道重塑、抗肿瘤等药理作用,体现了乌梅丸多靶点、多通路治疗多种疾病的特点。

三、论脾胃病用药刚柔兼顾

叶天士治疗"木乘土"疾病中经验记载:"至于平治之法,则刚柔寒热兼用。"临床诊治胃病,在辨证的基础上,必须深究用药配伍。多数慢性胃病病位不仅在脾胃,还常及于肝经,尚有不少兼有肺、心、肾等疾患,病机也较为复杂,立方遣药常须刚柔相配。

(一)刚柔并顾,灵活配伍

从药性而论,辛、热、甘温者属阳为刚,酸、咸、凉剂属阴为柔。刚药具有理气、温胃、散寒、燥湿暖中的作用。柔药功擅益胃养阴,柔肝滋肾,敛液生津,润养肺金等,华岫云氏概括叶天士的:"至于平治之法,则刚柔寒热兼用",实为叶氏经验精髓之一,也是关于用药注意刚柔相兼的宝贵论述。

胃病与肝密切相关,治胃常须治肝。肝胃之气不和,疏泄不及,和降失司,自宜理气和胃。肾火暖土,若肾阳不足,脾胃之阳亦虚,治当温阳补气,以上两法,药性以刚为常。至于胃阴不足,肝阴亏虚之证,投药自宜柔养,各有适应,其理甚明。然而,胃病经久,病机每见虚实错杂,或寒热兼夹。如肝胃气滞久则有可能因气郁化热,热易耗阴;脾胃气虚及阳,肾阳不振,有的患者阴亦可不足;胃阴亏虚者,又可兼有气滞。因此,用药刚柔往往需要兼筹并顾,不可过偏一端,执一不化。

（二）刚中配柔

据慢性胃病常见之例,分为以下几点:

(1) 理气降逆法:常用药如陈皮、半夏、砂仁、沉香、降香、檀香等。适用于脘痛痞胀,嗳逆不畅,甚则恶心呕吐,脉象弦者,应配以白芍;胸闷不舒,甚则短气者,配用杏仁;胃中多酸或有咯痰者,加浙贝母;舌干口干者,配加麦冬等。

(2) 温中祛寒法:常用药如桂枝、干姜、吴茱萸、延胡索、苏叶等。适用于胃中有寒,胃阳不振,脘中冷痛,喜温畏寒,舌白,脉缓细之症。临床可配加白芍、大枣,缓急止痛,且防辛燥过度而使胃液暗耗。

(3) 温胃补气法:常用药如黄芪、党参、白术、甘草等。适用于脾胃气虚,胃脘隐痛绵绵,得食则缓,按之则舒,神倦、短气,舌质偏淡,脉细等症。临床上常配以怀山药,益气又兼养阴。妇女患此证,以太子参代替党参,清养胃气,补而不滞,刚柔适宜。如脘痛较著者,加木香、白芍,亦属刚柔兼用,行气缓急而定痛。

(4) 和胃燥湿法:常用药如炒苍术、厚朴、陈皮、姜半夏、藿香、草豆蔻等,适用于胃脘痞胀,胸闷,不饥,口黏不欲饮水,舌苔白腻等症。若胸闷较著,可配加杏仁宣润以开泄上焦。夜寐不佳,胃中不和,可加炒薏苡仁合怀山药缓中润养。如遇苔白腻厚而舌边尖微红者,提示兼有郁热或素体营阴不足,可配以石斛、芦根、白芍之类,护阴泄热,刚柔兼投,不致因燥湿而助热、耗阴。

(5) 清热泻火法:常用药如黄连、黄芩、栀子、白头翁、蒲公英等。适用于胃痛脘胀而有灼热感,口干、口苦,脉数,舌质微红,舌苔黄等属于肝胃郁热之证。一般可配加白芍、甘草缓肝定痛,且能缓解苦燥之性。舌红少津、脘胁俱痛,可加入乌梅、木瓜以敛肝和阴,柔其肝肾之阴。热伤胃津者,并加入石斛、瓜蒌、麦冬之类以濡养之。

（三）柔中配刚

(1) 养阴益胃法:药如北沙参、麦门冬、玉竹、白芍、石斛、百合等。适用于胃阴不足证,临床表现为胃脘嘈热、灼痛,痞胀不适,不饥少纳,口干欲饮,咽燥,形瘦,乏力,舌质干红或光,脉细或细数等症。鉴于胃阴虽虚,常兼气滞,胃中失濡,和降失司,故须配以理气和胃之品,如厚朴、绿梅花、凌霄花、橘皮、佛手等微辛而不燥烈耗阴的药物。如胸痹痞闷不畅,可酌加郁金、木蝴蝶、苏梗、薤白,脘痛较著者加延胡索、白芍等。

(2) 滋阴柔肝法:药如枸杞子、生地、何首乌、桑椹子、木瓜、女贞子等。适用于胃阴不足而兼肝肾阴亏证。在前述胃阴不足症状的基础上兼有头眩目涩、腰酸、筋脉拘急等症,与益胃养阴药物配伍运用。如脘痛及胁者,酌加川楝子、延胡索、白芍等;嗳气频多者,加陈皮、香橼;眩晕泛恶者,宜合半夏、白术、天麻等。

(四) 几种常见兼病的刚柔配伍

临床上常可遇到胃病兼有他脏疾患,尤以中年以上,兼有肺、心、胆等疾病者不少,亦需从整体辨证,投药注意刚柔配伍。

1. 肺胃兼病

肺有"娇脏"之称,久病咳喘反复发作,肺气多虚,每易气虚及阴而致气阴两虚。肺失宣肃,咳逆上气,常影响及胃,和降失司。或先有胃病,继感外邪,因脾胃运化不力,痰浊易生,正虚容易反复感邪,以致咳久不愈,肺胃同病。若肺气肺阴俱虚又兼胃寒、气滞或中阳不振,用药既当从辛从温,然应祛寒、理气或温阳方中酌配沙参、麦冬、百合等品。尤其可考虑加入白及,此药入肺胃两经,既利于补肺,又兼护胃膜而宁胃络,肺胃兼顾。若肺胃之阴不足,肺气失于宣肃,痰阻气道者,养阴之外,尚宜宣肺或肃肺化痰。气逆不降者,酌加苏子、杏仁、半夏、陈皮等,与养阴润肺药物同用。上述举例,亦属刚中配柔,柔中添刚,配伍恰当,可以兼筹并及,提高治效。

2. 胃心同病

中年以上之人,心胃俱病者不少。胃居心下,气血之间密切联系,两者常可相互诱发,前人有"胃心痛"之称,说明兼病引起疼痛的可能。现在治疗心痛、胸痹之成药较多,常含有辛香行气走泄之品,有的方中有冰片、细辛、山奈等药,刚燥之性甚。急病暂用则可,如若经常服此,容易耗伤胃液。故在汤剂方中宜据证而配以柔养之品,如养心理气行瘀之后中,酌加白芍、玉竹、天冬、麦冬等。反之,若胃病阴虚而兼有心前区闷痛不已者,治胃方中仍宜随证佐以薤白、延胡索、郁金等,柔中配刚,以利于病。

3. 胆胃同病

胆与胃亦属木土相关。诸凡饮食不当、情志不畅等因素,既可引起胃病,亦易导致胆病。肝胆失疏,气机不调,若湿热蕴久,可致胆内凝成结石。胆胃同病者当分别主次而兼顾治之,疏利肝胆,清热化湿治胆时,可重用白芍,两和肝胃。若胆囊结石较大,未能从胆囊管排出者,可用白芍、乌梅等酸柔肝木,利于化石,然后再予排石。如胃阴肝阴俱亏,胃脘及右胁灼痛,治当养肝柔肝,佐以疏肝理气和胃之品,亦属柔中配刚,刚柔相伍。

四、多药伤胃、胃喜为补的探讨

叶天士在《临证指南医案》中对治疗用药和调护的记载如"多药伤胃"和"胃喜为补"是两句名言,值得同道共勉。

（一）多药伤胃

"多药"是指药物的品种多、药量重、药物剂型多等。有的病人由于病证较复杂，医者用药面面俱到，冀其速效，药多量重，汤剂以外，又服丸、散，再加西药。一日3次，每次七八种。汤药一碗，丸、散、片剂一大把。药入胃中，饱不知饥，影响消化和饮食，大便溏泄，食欲不振。不仅没有达到"预期"的效果，反而增加脾胃的负荷，不同程度地影响脾胃功能，原有胃病者往往使病情有所加重。有的处方中运用三黄又加上金银花、连翘、板蓝根、大青叶等苦寒药，品种多、剂量重，欲以苦寒"消炎"，却不知苦寒伤胃。殊不知慢性胃炎并非都是热证，即使属于肝胃郁热或阴虚里热，也不同于急性外感热病。以大量苦寒药治之，不对证，不利于病，甚至反而有害。用药须时刻保护胃气，多药胃气易伤，此理易明。

（二）胃喜为补

"胃喜为补"包含两重意义。一是指胃所接受的食物，具有营养价值；二是指确属虚证而须补益的方药，服药后胃中感觉舒服，说明胃气可以运药，药证相合，才能达到补益的作用。

例如，有些病人胃病有湿，饮食宜清淡，食后胃中舒服，饮食渐增，就有营养价值，就有"补"的作用。如果片面地讲究"营养"，给以肥腻煎炸等食品过多，影响脾胃功能，滋长胃中湿浊，非徒无益，反增其病。当然，对于"胃喜"的饮食内容也必须有一定的限制，而绝不是恣意放任。如胃病而喜辛辣或素嗜辛辣者，若系胃中有寒，少食之尚无妨。胃中有热，则当忌辣。平素喜甜食者，胃气不和而气滞、夹湿、胃酸过多者，亦应尽量少吃甜食，以免"甘令人满"，滞气、生湿。

脾胃气虚之证，应投补气健脾药，胃阴不足者，宜滋阴养胃药。若胃中兼有气滞，宜佐以理气和胃之品，助胃气以运药，理气而兼补益，使益气或养阴药物更好地发挥治疗作用。如片面强调补益而不顾胃中气滞，药后反致滞气、滋腻，病人诉说脘胀、纳呆、不知饥，嗳气多，胃所不受，岂能达到补益的作用。所以，医生应尊重病人的主诉，及时调整处方用药，切忌过于主观武断。人以胃气为本，用药治病，饮食营养，均当根据脾胃运化功能。时应想到"多药伤胃"之诫，投补益方药时宜联系"胃喜为补"的原则。

五、脾胃病与湿邪的关系及用药特点

（一）病因、病机、证候

脾胃病有湿的病因病机主要有以下四个因素：一是饮食因素。平素多食生冷或甜腻之品,易损胃气;经常饮酒,亦多伤胃;由于脾胃运化功能的障碍,中阳不振,湿自内生;饮食不节,水谷不易消化,食滞亦常生湿浊。二是药物因素。如不恰当地过用滋阴养胃之品,滋腻滞气而生湿;若服用某些抗菌药物、抗结核药用之不当,由于对胃黏膜的影响而引起胃中湿浊证候。三是外邪因素。如梅雨、长夏季节,湿邪从口入胃;如原来已有胃湿,外内合邪则湿浊尤甚;如脾胃素虚,湿自内生,再感外寒则胃中寒湿更重。四是情志因素。因情志不畅而致肝气郁结,气郁于中,胃津不布,导致气滞湿阻,若肝气久郁化火则湿与热相合,胃腑通降更加障碍。

上述四种因素,往往在同一患者可以兼有,如既有饮食因素,又兼情志因素等。凡由多种原因所致湿证者,不易骤化。湿蕴经久,超过半年者,也不易在短期内使湿浊尽化。

胃中的津液源源而生,胃既有病,升降气化功能存在不同程度的障碍,在病理状态时,胃中津液易成湿。湿为黏腻之邪,胃中之湿亦黏腻而浊。胃病夹湿具有一定的"易发性",或者说有一定的病理基础。所以在某些致病因素的作用下,就有可能呈现湿的征象。

胃病有湿的兼证,除胃脘隐痛、痞胀等症状外,一般表现有口黏、饮水少、不饥、舌苔腻等症。属寒湿者,口中黏、甜,或口泛清涎,不欲饮水或喜热饮,畏寒,舌苔白腻或呈水滑之苔,脉濡缓。属湿热者,口黏而干苦,心中嘈热,泛吐酸苦液,舌苔黄腻,脉濡数。

在临床中也看到有些患者湿证时消时长,这正是由于湿浊有黏腻,不易骤化和可能反复出现的特点。

(二)治疗大法与临床用药

临床经验中治湿必兼和胃。巧用温化、清化和淡渗,脾胃既有病,升降失常,胃气不和。若一旦兼有湿浊则更加有碍升降,湿阻而使气滞尤甚,湿阻与气滞两者互相助长,互为因果。故一般均须以化湿与理气和胃并投,湿祛而气降,气行而湿化。陈皮、半夏既能化湿,又能和胃,故为胃病兼湿的常用药物。枳壳、佛手、青皮、木香等和胃理气药物,也常可随证配用胃中有湿,湿为阴邪,一般多宜温化,辛温祛其寒湿,或苦温祛其秽湿。脾胃气虚而兼湿者,宜健脾化湿,用药宜偏于辛温,甘辛温或甘苦湿相合。肝胃不和,气滞夹湿者,一般可用微苦微辛微温,勿用过辛过温,防其化湿而助热伤阴。若肝气久郁化火,肝胃俱有郁热,或胃阴不足,阴虚里热而兼湿者,均宜选用清化之品,可取甘凉、微辛或微苦淡渗之剂。关于淡渗药物,也是治湿的基本药物,但胃病之湿不同于水肿之水湿,旨在祛湿而不一定要求利水之效。

关于祛风胜湿,能鼓动胃气,醒脾化湿,对胃病兼湿而经久未化,没有阴伤征象者,可以适当地酌配,以助他药之效。如防风、羌活是常用的祛风药物之一,对胃病夹湿较重的患者,合理配伍使用,常取得意外之效。化湿的临床常用药物,以胃病兼湿几种用药经验。

(1) 藿香:《本草正义》记载"藿香善理中州湿浊痰涎,为醒脾快胃,振动清阳妙品",本品是微辛微温的芳香化湿药。其适用于胃病兼有内湿、外湿相合之证,胃脘痞胀,胀甚而感隐痛,以胀为主,欲嗳不遂,食欲不振,舌苔白腻或浊腻者,适用藿香,并可配加佩兰、厚朴。藿香在四季均可用,虽然一般以夏秋季用之最多,但并不仅限于夏秋。例如冬寒外袭与内湿相合,或春令胃中有湿,脘部痞胀隐痛,腹中鸣响,舌白不饥者,均可用之。有些胃病兼湿而经久未化,加用藿香后效果明显。除配用上述诸药外,若胸闷不畅,舌苔浊腻,还可配加薤白。

(2) 石菖蒲:《本经别录》指出菖蒲能"温肠胃",《滇南本草》载"治九种胃气,止疼痛"。本品辛微温,功擅开窍豁痰,理气散风祛湿。对胃病兼湿(寒湿)证,舌苔白腻或薄白,胃脘胀痛而遇寒加重者,一般用温中化湿药后见效尚不快者,加用石菖蒲颇有良效。寒湿甚者,石菖蒲还可酌配草豆蔻。湿浊而兼郁热之热,石菖蒲可与黄连或黄芩配用,化湿清热而兼苦辛通降之功。有些患者湿虽不重,胃脘胀痛也不显著,诉食欲不振,不知饥,饮食甚少,胃纳呈呆滞之状,因而体重减轻,神倦无力,运用石菖蒲大有"醒脾胃"的作用。有的因情志不畅而诱发胃病,心情抑郁,气滞不解,气郁津凝,成为湿浊者,也可用石菖蒲,或配用合欢花、郁金等,每可奏效。

(3) 草果仁:《本草正义》所载"草果仁善治寒湿而温燥中宫,故为脾胃寒湿主药",本品辛温,入脾胃经,燥湿除寒,能去脾胃"独胜之寒"。凡胃病中焦寒湿内盛,胃中觉冷,痞胀隐痛,胃酸较多,时时泛吐酸水清涎,舌白而口不欲饮者,常可加入草果仁。与乌贼骨、瓦楞子、浙贝母同用则制酸作用尤佳。此外,胃薄之人经常出现消化不良症状,稍有饮食不当,即易引起食滞者,在辨证方中加入草果仁可增强消食助运药物的功效。瓜果或冷饮诱发胃病,胃中寒湿滞留,草果仁配丁香、肉桂,服后奏效尤快。饮酒伤胃,酒湿内盛,草果仁配砂仁、陈皮,尤以过饮冰冷啤酒,胃中寒盛气滞者,草果仁配砂仁二味药颇有良效。

(4) 薏苡仁:本品甘淡,化湿清热而健脾胃,对胃病各种主要证候兼有湿浊者,均可用之。肝胃郁热夹湿者可用薏苡仁配左金丸、贝母。胃阴不足夹湿者,薏苡仁与陈皮、泽泻等同用,化湿而不耗阴。慢性胃炎兼有息肉或疣状胃炎而舌上有腻苔者,可重用薏苡仁,每日 20～30 g 煎服,另外尚可与少量大米每日煮粥食用。浅表性胃炎于胃窦部病变部位较广而时久未愈,具有苔白口黏等湿浊征象者,除用薏苡仁煎服外,还可用炒薏苡仁 10～15 g,陈皮 3～5 g,开水冲,代茶饮。

六、脾胃病兼血瘀证用药特点

胃脘痛患者兼有血瘀证候甚多,由于胃痛常呈慢性发作,在病程中常可见有血瘀征象,尤以脾胃气虚、气滞证为多。其他如肝胃不和或胃阴不足证患者也可兼见血瘀证。临床上常据证配用化瘀药物而取得良好的效果。

(一) 病因、病机分析

首先是关于血瘀的形成和病机转归。由于胃主受纳、腐熟水谷,多气多血,如情志不畅、饥饱失常、过食生冷或饮酒过度,劳逸不当等因素,都可影响脾胃的功能。其会导致胃气不和,胃膜损伤,久则胃气虚弱,中阳不振,易生内寒,使气血运行不畅,而渐成血瘀。胃中气滞是胃痛的主要病理基础,气滞久则血脉不利,可以导致血瘀,正如前人所说"初病在气,久痛入络"。若气郁化火,灼伤血络,血溢于外,出血之后,余血留滞,同样形成瘀血。郁热伤阴或气虚久而及阴,胃阴不足而内有瘀血者,亦属可能。瘀血若滞留不祛,使气机更加不畅,气滞与血瘀互为因果,互相影响。血瘀内留,也必然使脾胃运化功能受碍,以致气虚不易恢复,如气虚及阳,虚寒内生,则瘀血亦滞留更甚。再则如血瘀不祛,新血不易化生,血虚也不易恢复。

胃痛血瘀的基础证候不同而表现不尽相同。如脾虚气滞证兼血瘀者,面色无华或萎黄,其唇色也常较前为暗紫,脘痛得食可缓,尤喜温暖,虽在夏季亦常喜热饮。肝胃气滞证兼血瘀的患者,每当情志不畅则脘痛发作尤甚,有的可见心胃疼痛,嗳气不遂则胸脘部懊憹痞胀显著,面部微有色素沉着,脉象弦或细弦而无涩征。胃阴不足而兼血瘀者,常有瘀热之证,手足心热,脘部嘈热而痛,痛位固定而甚则及于背部,面有晦滞之色,指甲可见暗红。

(二) 治疗用药经验

胃痛有血瘀兼证,饮食宜热、易消化,以免寒凝气滞和食积。上腹部位可用棉肚兜中加入艾绒、红花外敷,勿令受寒,有利于气血运行,防止血瘀加重。关于治疗方案,还当根据基本证候,结合瘀血病机,全面考虑,恰当选用。

临床上常用的治法如下:

(1) 疏肝和胃化瘀法:适用于肝胃不和而兼血瘀证。化瘀必兼行气。药如延胡索、郁金、降香、姜黄、三棱、五灵脂等,配加柴胡疏肝散加减。

(2) 健脾益气化瘀法:适用于脾胃气虚而兼血瘀证。因其易生内寒,故药宜甘温。用黄芪、党参、炒白术、怀山药、茯苓、炙甘草加乳香、乌贼骨、红花、当归等,必要时加莪术。

(3) 养阴益胃化瘀法:适用于胃阴不足而兼血瘀证候。由于阴虚郁热内生,药宜甘凉。于沙参、麦门冬、川石斛、玉竹、炒生地、白芍等药中加入丹参、桃仁、丹皮等。

(4) 清热凉血化瘀法:适用于肝郁化火伤络,或阴虚郁热导致出血者。宜用水牛角、赤芍、茅根、地榆、藕节炭、制大黄等药。

不论气虚不能摄血或热迫血溢,都可用三七粉止血化瘀,配以白及粉止血,均宜研成细粉,加水少量调成糊状内服,也可加入云南白药调服。

七、胃病阴阳失常用药特点

脾胃居中焦,体阳用阴。体用正常则水谷易腐熟,消化充分,借肝之疏泄、脾之运化而津血得以敷布,充养全身。若胃腑体用失常,不仅直接可导致胃腑本经的疾患,还会影响肝、脾,甚至引起整体生理功能而发生病变。

胃之体阳,是指胃的组织结构和生理功能具有温热、运动的特性。水谷之所以能腐熟,必需胃体充足的阳气。清代程郊倩言:"胃无消磨则不化。""消磨"的过程,即胃体之阳所体现的功能。胃之用阴,是指胃需腐熟水谷的重要物质,具有液状而濡润的特性,亦即胃中之津。如吴瑭曾论述胃津的重要性,认为"十二经皆禀气于胃,胃阴复而气降得食,则十二经之阴皆可复矣"。临床所见的胃用失常的主要病证及其治法有以下四个方面。

(一)胃阳不振,胃阴亦虚

由于胃阳不振,水谷消磨迟缓,水可成湿,谷易成滞,胃中津液与湿相合,潴留而成痰成饮。临床表现如胃脘痞胀,口中黏腻,不欲饮水,食少,胃中畏寒喜暖,甚则泛吐痰涎、清水。或胃中辘辘有声,头目昏眩,舌质淡或淡红,舌苔白腻或薄白而润,脉细或濡或微弦。治法宜温胃化化饮。常用方如苓桂术甘汤、平胃散、理中汤等。如素体阳虚、肾火不足者,可参用附子、肉桂等温肾通阳之品。有食滞征象者,酌加消食导滞之药。

(二)胃阳不振,胃阴亦虚

由于胃气久虚不复,气虚及阳,阳虚及阴所致。主要症状如胃痛久病,胃脘痞胀、隐痛,嘈杂似饥,得食稍缓,但移时症状又作。食少、口干,大便或干或溏,形瘦乏力,舌红或淡红少苔,脉细。治法当补益胃气与滋养胃阴两者兼顾,并酌配理气和胃之剂。常用药如炒白术、太子参、怀山药、茯苓、炒白芍、炙甘草、麦冬、百合、大枣、佛手、陈皮等。偏于阳气虚者,加黄芪、桂枝、党参,去太子参。

(三)胃阳有余,胃阴亏虚

胃中有郁热内盛,热耗胃津,胃阴亏虚。常由于平素酒辛过度,饮食不当,食滞易停,气机不畅,经久而致胃热内生,郁热久则胃津暗耗。主症如胃脘痞胀、嘈热、灼痛。口干欲凉饮,易饥欲食而食量并无增加,食后又觉嘈热不适,口臭,口疮易发,舌红苔黄或净,脉象细数或弦。治法宜清胃生津,可仿玉女煎加减。常用药如生地、知母、麦冬、石斛、白芍、生甘草、黄芩、蒲公英、鸡内金等。胃中热盛而便秘者,可据证选加大黄、瓜蒌仁、火麻仁等品。

(四)胃体阳亢,胃中郁热

由于胃中气滞经久,和降失司,气郁久而化热。或因肝胆郁热,疏泄失常,热扰于胃,胆液反流入胃,胃中津液未耗,为热所迫。此胃用"有余"并非真正胃津过多,而是病理性液体(包括反流入胃之胆汁)有余。主要症状如胃中灼热兼隐痛,痞胀,嘈杂,胸闷,口苦,泛苦或兼酸味,或泛吐酸苦液汁,舌苔薄黄,脉象稍弦。治宜清泄肝胃郁热,和中降逆。常用药如黄芩、黄连、姜半夏、丹皮、山栀、青皮、陈皮、浙贝母、白芍、泽泻、柿蒂、竹茹、枳壳、全瓜蒌、瓦楞子等,属化肝煎及小陷胸汤意加减。肝脏体阴用阳。若因肝阴不足,病及于胃,胃阴亏虚,肝胃之阴俱虚,当以一贯煎为主方,参以益胃汤加减,并可配加白芍、乌梅,酸柔肝木,亦助胃用。

八、脾胃之阴虚特点及辨证用药

五脏的虚证中都有阴虚,脾和胃也不例外,但脾和胃的阴虚有其一定的特点。

(一)脾阴虚特点

脾阴虚的基础病机是脾气虚。当脾脏一虚,每以气虚为先,气虚为主,如经及时治疗,饮食起居调摄得宜,脾气虚弱得以逐渐恢复,疾病趋向治愈。如若脾气虚而经久不复,则脾阴可以随之而亏虚,或由脾气虚导致脾阳虚,由阳虚而发展到阴虚。所以,一旦出现脾阴虚证时,往往同时存在脾气亏虚。

脾与胃相合,在生理病理上密切联系,不可分割。无论原发病位在脾或在胃,如出现阴虚证候,脾与胃常常相继为病,或者兼见阴虚。

脾阴虚证也可继发于肺阴虚、肝阴虚或肾阴虚证。反之,脾胃之阴先虚,气血生化之源不足,日久也可导致肺、肝和肾的虚证。由于人体脏腑之间相互关联、相互影响,所以单独、孤立的脾阴虚证在临床上几乎是没有的。虽可出现以脾阴虚为主的病证,但一般都兼有胃阴虚或他脏的虚证。

脾阴虚的主要症状,如食欲不振,食后脘腹胀痞不适,大便易溏或干结难解,神倦乏力,口干,舌红少苔或无苔,脉濡或细而略数,久则形体日益消瘦。兼胃阴虚者,胃脘嘈热,口干欲饮水,舌红或光或剥。兼肺、肝、肾等脏之阴虚者,兼见各脏相应的症状。

慢性泄泻,脾气必虚,长期不愈或素体阴虚者,常易导致脾阴亏虚。由于脾胃的运化需赖肾阳的温煦,故在脾气、脾阴俱虚的情况下,尚可兼有肾阳不足之证。所以临床可见晨泄,完谷不化,畏寒喜暖,甚则面肢浮肿。此时不仅肾阳亏虚,脾阳也可受损,病机矛盾重重,病情较重。

古今方剂中单补脾阴者极少。局方参苓白术散属于补益脾气而治久泻的常用方,其中山药、扁豆既补脾阴,又补脾气,又有莲肉补脾阴、厚肠胃,所以此方也可列为补益脾阴之剂。然方中人参、白术、茯苓、甘草等品,仍以健脾益气为主

《慎柔五书》中的慎柔养真汤为较合适的滋养脾阴方。山药、莲肉以外,尚有白芍、五味子、麦冬等敛阴、养阴之品。然仍有黄芪、党参、白术、茯苓、甘草等补益脾气药。滋养脾阴以山药、扁豆、石莲子、太子参等为主,白芍、石榴皮、甘草为辅,神曲、谷芽为佐。山药甘平,健脾气,养脾阴,补而不滋腻,健脾而不燥,气轻性缓,扁豆健脾和中,清暑止泻,若腹胀较甚者,可用扁豆衣代之。太子参甘润,补脾气而又生津。石榴味酸而涩,若食少而大便干结者不用此药。脾阴、胃阴俱虚者,养脾益胃兼顾,应相对地以养胃阴为主。选药以甘凉,甘平为宜,常用如沙参、麦冬、石斛、太子参、怀山药、甘草等,并加味酸敛阴之白芍、乌梅。鉴于脾胃阴虚者消运不力,常兼气滞,故宜佐以理气而不耗阴之品如陈皮、佛手、绿梅花等。加麦芽和胃而助消化而疏肝。如阴虚有郁热者,酌加黄芩、蒲公英、浙贝母等。

若证系脾肺之阴俱虚,症兼咳逆、短气,面红,脉细数,宜补肺养阴,两脏兼顾。一般常用药如百合、山药、沙参、麦冬、玉竹、石斛、甘草等,肺燥郁热者酌加阿胶、白茅根、芦根、枇杷叶之类,西洋参泡水代茶饮。

如属肝脾阴虚,症见头晕目眩、胁痛、腹胀尿少、四肢无力,脉细弦。治宜柔肝养阴,药用当归、白芍、枸杞子、石斛、怀山药、生地、墨旱莲、女贞子等。

脾肾阴虚者,症兼腰膝酸软,小便灼热、量少,男子阳痿遗滑,女子月经量少等。一般可用左归饮加减。药如山药、山茱萸、枸杞、当归、杜仲、茯苓、龟板、沙苑子、甘草等。由于此类证候常兼脾肾气虚,阴虚与气虚互兼而各有所侧重,所以治疗用药当随证而定。

(二) 胃阴虚特点

胃的特性之一是"体阳用阴"。"体阳"是指胃的组织结构和生理功能具有温热、运动的特性;"用阴"是指胃需腐熟水谷所赖的主要物质,具有液状而濡润的特点。胃阳与胃阴共同完成胃所特有的消化功能,并借以维持人体各脏腑间的动态平衡。

由于胃阴是消化腐熟水谷的重要物质基础,所以胃阴的存耗关系到整体的生理功能。五脏皆禀气于胃,只有胃阴充足,人体津液才有化生之源。凡外感温热疾

病,处处要维护胃阴,胃津亏虚与否,直接影响到病情的预后,因而前人对热病胃津不足者提出"救阴"之法。

内伤疾患也要注意维护胃阴,一旦出现胃阴不足的征象,就应及时滋养而使胃阴尽快恢复。

胃阴不足,胃中失于濡养,纳谷必然减少,饮食不易消化,中脘痞胀,甚至嘈痛、灼痛、口干欲饮,大便干结,形体逐渐消瘦,舌红少苔,甚则光剥。

治疗胃阴不足的法则,一般都以甘凉为主,甘凉的治法能滋胃阴、养胃虚。甘能入脾胃二经,凉能制其郁热,甘凉相合能滋养脾胃。不仅如此,甘凉也能作用于肺,养阴而清金。由于脾胃是后天之本,脾胃津液得充,精微气血就能上奉于肺。"凉"不属于寒,或者说是次于寒,故对胃病阴虚证候甚为适合,不致寒凝气滞,也不会因寒而败胃。

甘凉的方剂如《温病条辨》之益胃汤,组成为沙参、麦冬、冰糖、生地、玉竹。沙参麦冬汤(益胃汤)去冰糖、生地,加天花粉、桑叶、扁豆、甘草。甘凉药物参用酸味药物如乌梅、白芍、木瓜、五味子等,属于酸甘法,因具有化生阴液的效应,故亦属酸甘化阴法的范畴。由于酸甘相合,养阴敛气,气阴兼顾,兼能柔肝制木,消除或防止肝经对胃腑的病理因素。在上述方药中根据病情加入太子参、怀山药、白术、莲肉等品,增其甘药,符合酸甘化阴的要求,在临床上运用得当,常获良好的效果。

如胃阴虚兼胃气虚证,病久胃脘痞胀隐痛,得食可暂缓解,但移时症状又作。喜进半流质饮食,食量减少,口干,舌质红或淡红而干。常见于慢性萎缩性胃炎,或伴有胃、十二指肠溃疡或胃下垂。治宜酸甘相合,理气和中。药用太子参、麦冬、北沙参、白芍、乌梅、炙甘草、青皮、木蝴蝶、佛手、鸡内金、茯苓等。

肝胃阴虚、肝郁乘脾证,症见脘腹痞胀、隐痛,食少、形瘦、口干,大便次多量少或溏泄,便前腹痛隐隐,舌红、脉濡。常见于慢性胃炎兼肠炎、肠功能紊乱等。治以酸甘化阴,抑肝和胃健脾。常用的药物为炒白术、乌梅、五味子、怀山药、莲子、炙甘草、陈皮、木香、防风、炒神曲、大枣等。

第四章　脾胃相关疾病证治

一、肝气郁滞的特点与疏肝法的应用

由于肝气郁滞而导致的病证,在临床上较为常见。有的是单纯肝气郁滞,多数是影响其他脏腑或兼有其他病理因素而致病,能诊治肝气郁滞,可以提高治疗效果。临床实践中积累了疏肝法的运用经验,包括以下几个方面。

(一)肝气郁滞的病机特点

肝为五脏之一,与胆相合,藏血而主疏泄。"疏泄"即是疏通畅泄之意,所谓"木性条达",就是对肝胆具有疏泄功能的概括。根据五脏相关理论,一旦发生肝气郁滞,疏泄失常,不仅肝本身产生病变,还可能影响别的脏腑而引起诸多疾病,涉及消化、呼吸、心血管、神经精神和内分泌等系统的疾患。

1. 肝

如情志不畅,郁而不伸,意欲不遂,这些病因经常起作用或较强烈,即可引起肝气郁结。气机失调,升降不利,由气郁而直接导致气滞。郁于肝的本经则表现为胁痛,尤以右胁为多见,呈隐痛、胀痛或窜痛。横窜络脉则胸痛、乳房胀痛,甚则可引及肩、背、上臂等部位。如肝气郁聚之时,可表现为胸膈如阻,脘闷不食,在腹部可时而有气聚成瘕之状,少数病人肝气郁于颈脉,成为"气瘿",病理因素主要是气郁而局部可呈微肿且有形。

2. 肝与脾胃

脾胃的正常功能,有赖于肝胆的疏通畅泄,借以腐熟、磨化水谷,运化精微,以生气血。肝气郁滞则脾胃常先受影响。犯胃则胃脘胀痛、隐痛、呕恶、吞酸、嘈杂;克脾则腹胀,便泄,腹痛而辄欲大便。这都是"木乘土"的常见症状。《素问·玉机真脏论》早载有肝病可"传之于脾",《金匮要略》所说"知肝传脾,当先实脾"的论述,既指明了肝与脾在病机上的密切联系,并提出实脾以治"未病"的重要原则。而叶天士则明确提出"肝为起病之源,胃为传病之所",就是指肝气郁结容易导致胃病,欲疗胃疾,不忘治肝,确是至理名言。

3. 肝与诸腑

胆、胃、小肠、大肠、膀胱等均以疏通下降为顺,前人概称之为"六腑宜通",其生理活动无不与肝的疏泄有关。肝气郁滞可以导致诸腑的多种病证。如《内经》所述"是肝所生病者,胸闷、呕逆、飧泄、狐疝、遗溺、癃闭",其中亦有不少腑病。肝气郁滞可以导致六腑通降、传化失常。胆附于肝,同具疏泄的功能,为清净之腑,以通降为顺。《太平圣惠方》曾载"肝气有余则胆热",若肝气郁滞,肝郁化火,或肝胆湿热蕴结,疏泄失常,影响胆液的正常运行和排泄,可引起胁痛、黄疸等症。湿热郁久不化,胆液凝聚,有结成胆道结石的可能。《素问·痿论》早有"肝气热则胆泄"之说,指明了肝病及胆,胆液外泄,不循常道,可以引起黄疸。

(二)肝气郁滞的病机转化

清代医家王旭高《西溪书屋夜话录》记载:"肝气、肝火、肝风,三者同出异名。其中侮脾乘胃,冲心犯肺,挟寒挟痰,本虚标实,种种不同,故肝病最杂而治法最广。"肝气郁滞,其病在气,但随着病情的发展,其病机发生演化。"气有余,便是火"是前人对肝气容易化火生热的概括。火炼津液,可成痰浊,气郁不达,津液停聚,亦可酿痰。气火上亢,阳气升张,可致肝风。所以,肝气、肝火、肝风三者密切联系,肝气郁滞是先导,是病理上的原发因素,气病及血,可致血瘀,肝气郁滞这一病理改变,可演化成痰与血瘀,化火而可发展为肝风,从而产生种种病证。故应重视精神情志的调摄,以维护肝脏正常的疏泄功能,勿使肝气郁结,以防诸病发生。既病之后,应早期诊治,疏调气机,解其郁滞,结合精神治疗,免致病情的发展或加重。

(三)疏肝法的运用

1. 疏肝理气的方药

《景岳全书》柴胡疏肝散是疏肝理气的常用代表方剂。此方以仲景四逆散为基础选用柴胡、枳壳、白芍、甘草,加香附、川芎,本方疏肝理气而兼和胃,辛散酸甘,能行气解郁去滞,兼可理血。如叶天士所言:"不损胃、不破气、不滋腻。"临床应用时,还应如法炮制,如柴胡用醋炒,枳壳、川芎亦需炒用等。

关于疏调肝气,张山雷在《脏腑药式补正》肝部中曾强调"肝气乃病理之一大门,善调其肝,以治百病,胥有事半功倍之效"。他在张洁古《脏腑标本药式》行气药香附、川芎、青皮等"宣通畅达"的基础上,补充了川楝子、白芍、山茱萸、青木香、天仙藤、广木香、乌药、延胡索、郁金、广陈皮、橘叶、香橼、枸橘、竹茹、丝瓜络、砂仁、蔻仁等,并分别对各药的功能特点作了按注。如认为白芍能"收敛耗散之阴气,摄纳而涵藏之……实是肝胆气浮,恣肆横逆必需之品"。谓山茱萸是"肝脏气旺,荡决莫制者无上妙药"。用天仙藤系取其"疏通络滞,宣导以利运行"。竹茹与丝瓜络亦属"入络以助气血之运行"。对木香、乌药颇为推崇。

柴胡入肝胆,主升散,主疏肝,《本草经百种录》谓其"木能疏土",故为"肠胃之要药"。另如苏梗,功能疏肝、理气、解郁《本草崇原》谓其"气味辛平","能使郁滞上下宣行,凡顺气诸品,唯此纯良……宽胸利膈,疏气而不迅下"。凡肝郁证或肝胃气滞证表现为胸脘痞闷,隐痛及胁,口不干苦,苔薄白等症,首选苏梗。麦芽也是疏肝药之一,疏肝宜生用,麦芽虽甘而微温,入脾胃经,消食开胃和中,常用于脘腹胀满、纳谷不馨、食滞不消等证,然麦芽尚能疏肝,如《本草求原》曰:"凡怫郁致成膨膈等症,用之甚妙,人知其消谷而不知其疏肝也。"张锡纯《医学衷中参西录》亦云:"虽为脾胃之药,而实善疏肝气。"麦芽最能疏肝,因其具有升发之性,能达肝而制化脾土。常可与香橼、佛手等配伍,用于肝郁气滞,胸胁胀闷,肝脾不和,嗳气少食等病症。

其他如合欢花性味甘平,功擅疏肝理气,安神和络。此外如绿梅花、佛手、代代花、玫瑰花、木蝴蝶等亦是疏肝理气之品,总之此类药物甚多,均可随证选用,

疏肝理气法适用于胸胁、胃脘胀痛或隐痛,痛位不定,甚则引及背肩,伴有胸闷、脘痞、嗳气频多,得嗳则舒,症状的产生与加重常与情志因素有关,平素性情善郁,舌苔薄白,脉弦或细弦。多见于慢性胃炎、慢性胆囊炎、慢性肝炎、神经功能性疾患。妇女可并见月经不调,经期前后症状尤著,或伴有乳房胀痛有块等症状。常用药物如柴胡、苏梗、白芍、枳壳、香附、郁金、青皮、佛手,胁痛较著者加木香、延胡索等。胃气不和、食欲不振者,配加鸡内金、谷麦芽、建曲等。

2. 疏肝法的配用治法

临床联合用疏肝法的病证甚多,大致常用者有如下几种配伍法。

(1)通络法。症见胸胁疼痛,胸闷不畅,或伴有闷咳,低热,苔薄白,脉细弦。可见于某些渗出性胸膜炎后期,或胸神经痛等疾患。可配用香附旋覆花汤加减。常用药如柴胡、香附、旋覆花、苏子、苏梗、法半夏、当归须、丝瓜络、炙乳香、白芍等。口苦,脉数者加黄芩、栀子、金银花。胸神经痛部位较广者,酌加路路通、川芎、丹参等。

(2)化痰法。主要有两类:一是适用于痰气郁结,表现为咽中不适,如有物阻,有痰咯出,胸闷善太息,苔薄白或腻,多见于慢性咽炎、食管功能障碍、神经官能症等。可配用半夏厚朴汤加减。常用药物如柴胡或苏梗、厚朴、法半夏、茯苓、陈皮、郁金、生姜、香附、枳壳等。如属慢性咽喉炎,自觉咽喉疼痛,咽部充血显著者,配加生甘草、桔梗、射干、黄芩等。二是适用于痰气交结的瘿气,一侧或两侧的颈前瘿肿,胸闷,苔薄白,脉弦者,病起有明显的情志诱因,多见于妇女。配用四海舒郁丸、海藻玉壶汤、柴胡加龙骨牡蛎汤等加减。常用如柴胡、香附、青陈皮、浙贝母、海蛤壳、海藻、昆布、制半夏、茯苓、龙骨、牡蛎等。

(3)清热法。适用于气郁化火证。一是肝胃气滞而化热证,胃脘灼痛、嘈热,泛酸、口干而苦,嗳气则舒,脉弦,可配用左金丸、化肝煎等加减。常用药如柴胡、白芍、香附、郁金、黄连、吴茱萸、浙贝母、丹皮、蒲公英等。二是肝胆气郁化热证,表现

为胁痛,心烦,口干而苦,舌苔黄,脉弦细数,可见于肝胆系统炎症、胆石症等。配用方如丹栀逍遥散、栀子清肝饮等加减。常用药如柴胡、黄芩、丹皮、栀子、当归、白芍、生地、生甘草、竹茹、木通等。热重者配加茵陈、青蒿、蒲公英、金钱草等,便秘者加大黄、芒硝。

(4)化瘀法。适用于肝气郁滞,久则致瘀。症见胁痛经久,胸闷且痛,痛位较固定,隐痛或刺痛,舌质有紫色,脉细或细涩等。配用方如血府逐瘀汤加减。常用药如柴胡、香附、赤芍、当归、桃仁、红花、川芎、丹参、郁金、枳壳等。

(5)健脾法。适用于肝脾不和证。主要症状如食少神倦,胁胀或隐痛,脘腹痞胀,大便溏泄,便前腹痛腹鸣,舌苔薄白,脉细或细弦。常见于慢性胃肠炎、胃肠神经官能症、慢性肝炎等疾患。配用方如逍遥散、痛泻要方等加减。常用药如柴胡、炒白术、炒白芍、防风、陈皮、炒神曲、茯苓等。肝脾两虚又兼气滞者,配加归芍六君子汤。如腹胀较著,舌净苔,用健脾抑肝理气等药效果不显,属于气散而不收,可加乌梅、木瓜、山茱萸以敛肝消胀。

(6)温经法。适用于寒滞厥阴,疏泄失常之证。主症为少腹睾丸或连阴囊疼痛坠胀,怕冷,舌白,脉沉弦。多见于疝气,慢性睾丸炎及精索炎症。配用方如天台乌药散加减。常用药如柴胡、延胡索、小茴香、乌药、木香、吴茱萸、肉桂、橘核、荔枝核、青皮等。如系慢性前列腺炎具有少腹坠胀,小溲欠畅,寒滞厥阴又兼湿热下注者,酌加黄柏、知母、车前草、虎杖、茯苓、琥珀、白茅根等。

(7)利水法。适用于肝气郁滞而致水液内留之证。水液的运行排泄,需通过肺的通调、脾的运化、肾的蒸化,且与肝的疏泄有一定联系。疏调肝气有利于治水。如妇女平素性躁善郁,月经不调,经行前后面肢浮肿,乳房胀痛,胁痛隐隐,情绪容易激动,小便短少,舌苔薄白,脉细弦。多见于更年期综合征或经前期紧张症等。可辨证而运用疏肝理气配入利水之品,如香附、柴胡、炒白芍、炒白术、泽兰、泽泻、天仙藤、益母草、合欢花、凌霄花、茯苓皮等。

疏肝法的应用甚广,善治气病,使肝气郁滞的病理因素逐渐消除,不致向肝火、肝风、血瘀等方面发展。

二、论胆囊炎、胆石症的诊疗经验

(一)证治大要

胆囊炎、胆石症是消化系统常见疾病。

最常见的证候是肝胆湿热证,占半数以上。主症如右胁心窝疼痛,呈进行辨证分类而随证治疗。主要可分为三类证候。阵发性加剧,按之诉痛,身有寒热或但热不寒,尿黄,大便秘结不畅,部分患者兼有目黄。舌苔黄腻,脉弦滑数。治法宜清利湿热,通导腑气。方用仲景大柴胡汤加减,用药如柴胡、黄芩、枳实、厚朴、法半夏、白芍、生大黄、金钱草、海金沙等。有黄疸加茵陈;伴恶心呕吐者加陈皮、生姜、黄连;热盛者加银花、青蒿、虎杖、蒲公英等;大便不通加芒硝(冲入)。柴胡为疏利肝胆之常用主药,用量一般为 12~24 g。因其兼清肝胆,凡有寒热者用量宜增,可用48 g。凡胸闷不畅,胸膈痞满者,伍以紫苏梗则疏肝调气之效尤佳。由于气血密切相关,气滞久则血瘀,气血运行不畅,使肝胆疏泄功能更加障碍,故需佐用当归、三棱、莪术、红花、丹参等药。柴胡与这些药物同用,能增强解痉、止痛、消炎、利胆等作用。

其次是肝郁气滞证,症状表现为右胁上腹胀痛,痛及肩背,胸胁痞闷,嗳气则舒,或兼微热,舌苔薄白,脉弦或细弦等。治法宜疏肝理气。药用柴胡、苏梗、白芍、香附、枳壳或枳实、青皮、木香、延胡索、川楝子、金钱草等。右胁痛著加姜黄;气郁甚者加合欢花、绿梅花、郁金;痛久屡发,有刺痛感,加三棱、丹参;舌苔白夹有湿浊者加炒苍术、厚朴、陈皮、薏苡仁等。

最后是脾虚肝郁证,较少见。临床表现大致同肝郁气滞证,食后脘腹痞胀,食少神倦,便溏,舌质稍淡、舌苔薄白,脉细弦或濡。治宜疏肝利胆,健脾和胃。方用逍遥散加减。用柴胡、炒白芍、炒白术、炙甘草、当归、茯苓、香附、鸡内金、陈皮等。

(二)温清并施,顾护脾胃

上述由于肝胆湿热蕴结,导致胆囊炎、胆石症,治疗主以清利湿热之品,已属常法。有的患者在病程中出现湿从寒化,形成寒湿的基础是阳气不振。一是素体脾阳不足,易生内寒,与湿相合;二是在病程中由于服用苦寒清热之剂太过,脾胃受损,阳气内虚,升降斡旋失调,肝胆经络阻滞。

湿从寒化的临床表现如舌质淡、舌苔白,脉象沉细,上腹右胁下痛处喜暖,大便溏,投以通腑药则便泄不已等。凡是从湿热转化为寒湿者,往往有一个移行的过程,在数日之内既有湿热证候,又兼寒的征象。如口干口苦而不欲饮水,苔色黄中有白,白腻逐渐增多,右胁上腹疼痛而喜暖,阵发加剧而间有灼痛等。在此期间,具有寒热兼夹的特点,治法宜温清并施,视其寒热的偏胜而有所侧重。当寒湿之象显著,需要用制附片为主药。附子具有温通的作用,用量一般为 6~15 g。制附子配柴胡以入肝胆,痛甚者配以姜黄、延胡索,并加重木香、枳实的用量。内寒之源主要在脾,故用制附片配炒白术,舌苔白腻较著者,配炒苍术,也可以二术同用。症见胁痛,腹胀而兼黄疸者,附片配茵陈、鸡内金、海金沙、通草等。胁痛、上腹痛而按之不适,部位较广,附子配薏苡仁、败酱草;大便不畅,腑实内寒者,附子配大黄。胆结石未排出,附子配皂角刺、三棱、莪术、赤芍等。

医圣仲景所言"知肝传脾,当先实脾"的治则,同样适用于胆囊炎、胆石症患者。例如平素应注意饮食有节,食宜温热、质软,细嚼慢咽,少食煎炸油腻食物。脾胃有湿者宜芳化祛湿,胃中气滞者宜佐和胃行气之品,平素脾运不力,大便溏薄者,还应参用健脾方药。常用健脾药如山药、炒白术、茯苓、炙甘草等。和胃药如陈皮、砂仁、木香等。脾胃已虚,易食滞,常可配山楂、建曲、鸡内金等消滞健胃之品。

三、论胆胃同病证治特点

临床上常常见到胆胃同病,胃脘疼痛、痞胀(胃、十二指肠慢性炎症、溃疡等),兼有胁痛(胆囊炎、胆石症等)。属于肝胃不和证的胃痛患者兼有胆病者占半数以上,很多患者属于胆胃同病。临床表现各有主次,但往往因相兼为病,故其证治方面具有一定的特点。

(一)辨清病因,掌握虚实

胆附于肝,为中清之腑,同主疏泄。胃主受纳、磨化、腐熟水谷,以降为和,胆随胃降。故胆与胃的生理功能密切相关。诸凡饮食不节、情志不畅等病因,均可导致胆与胃之疾病。如经常酒食不节,嗜食肥甘煎炸炙煿之品,助湿生热,既伤于胃,尤易损及肝胆,使肝胆湿热逐渐滋长,疏泄失常,胆中清汁变浊。若湿热久蕴,热重于湿,可能酿成结石。一旦结石形成,胆液下泄不畅,疏泄功能更受影响。如病因继续起作用,则互为助长,互相影响,胆腑之疾必然日益加重,胃病亦常相应滋长。

至于精神情志因素,如经常抑郁愤怒,肝胆之气失于疏泄,木郁不能疏土,往往肝胆先病,继及于胃。其他若劳倦太过,经常烦劳,常可影响胃腑功能,因劳累而进食增加,食后活动过早,影响消运,脾气易伤。胃既有病,中土虚弱,肝气乘侮,胆降失常,亦可导致胆胃同病,然常以胃病在先,胆病继发。综上所述,胆胃俱病有先后、轻重,病因同中有异,虽同而有先后之别,虽异而有相互联系。

胆病与胃病,均有气滞的病理基础。腑宜通,气机宜畅,是其基本生理要求。肝胆气滞,疏泄不及,胃中气滞,升降失司,于是导致脘胁疼痛、痞胀,食欲不振等症。疼痛的程度常与气滞的轻重有联系。如气滞而横窜则痛及于胸、背、肩等部位。胆病气滞常兼湿热,湿热不祛,气滞愈甚。气病及血,导致血瘀。故胆病一般以实证为主。至于与胆相关的心、肝、脾诸脏若有兼病时,各脏有虚证者,则表现为虚实兼夹之证。

胃病除气滞这一基础病理外,实证有寒邪、湿阻、热郁、血瘀、食滞;虚证有脾胃气虚、胃阴不足或气阴俱虚之证。胆胃同病之际,或呈胃实,或呈胃虚,但病久者每多虚实相兼。唯其发作时以实为主,平时以虚为本,以实为标,其间亦常因人因时而各有侧重。

（二）明确病位，分清缓急

胆胃同病的主症是上腹部胀痛。其特点是：部位在上腹心窝、上脘，及于右胁下，自觉痛与腹部触痛、压痛基本相应，有的引及右背、肩部。疼痛性质一般为隐痛、胀痛。发作明显时出现剧痛、绞痛，有时改变体位可使症状减轻。疼痛一般无规律性。有时表现为空腹时痛，进食适量后可缓解片刻，但移时又痛。或入睡后疼痛，或黎明时疼作，起床早餐后痛可减轻。疼痛的发作或加重，常与饮食不当、情志不畅、劳累等因素有关。胆胃兼病时，一般常伴有嗳气多，得嗳觉舒，食欲差，脉象弦或细弦等症状。

胆病湿热互阻，肝胆失疏，胆液不循常道之时，可以出现目黄、尿黄、皮肤黄。湿热充斥，营卫不和，可见寒热发作。出现上述诸症，说明胆病重。若伴有脘痛持续多日，突然缓解而大便色黑如漆，乃由气滞而中焦脾胃气虚，气郁化热，损及阴络，或脾气虚不能摄血。由此可见，胆胃俱病者在病程中尚需细心诊查，注意病情变化。往往由于病理因素尚存在，未经妥为调养，更由种种原因而使疾病发展。故医者应区分轻重缓急，提高警惕，及时做出针对性地处理。

（三）治法大要

1. 祛湿与和降

胆病病理因素常有湿热。诸凡影响胆液的生理形态及胆腑之功能，均可形成湿热。若再加饮食不注意，食滞内停，湿滞相合，常会导致病情的发作或加重。祛湿不尽，易致反复。胃与胆同属腑，腑宜通降，故和降之法亦为胆胃同病之主要治则。祛湿与和降应相辅运用。至于具体掌握和运用应注意以下几点：

胆病祛湿与清热相合，亦即清胆化湿。因胆腑之湿多从热化，与热相搏，成为湿热病理因素。湿热相合，氤氲难解，互相滋长，互相黏滞，可以成石。甚则瘀热不清，及于营卫，或者酿成痈脓。适用于胆病发作较重之时，苔腻不渴，黄疸，胁痛，小溲黄。药如茵陈、碧玉散、青蒿、黄芩、厚朴、炒苍术、薏苡仁、金钱草、海金沙、茯苓、芦根之类。待症状改善，还需运用一段时间，务求湿热廓清，结合饮食调护，防其湿浊滋长。若属热盛者，酌配黄连、金银花、蒲公英、大黄等药。理气之品，能行气滞。胆胃宜降，有病则均有气滞。一般选用苏梗、枳壳或枳实、青皮、陈皮、木香、佛手、香附等微辛微温药以理气。配用白芍、甘草，一则酸柔、和缓，制其辛温之味，以免耗气。二则舒挛定痛，可解脘胁之痛。此外，腑中有滞，理宜导之，有积宜消，有食滞宜化。大黄不仅能增加胆汁的分泌，又能使壶腹部括约肌弛缓舒张，且能促进肠管蠕动及胆囊收缩，是胆道炎症、结石疾患的常用药。可根据病情，掌握药量，煎剂后下,或另外用沸水泡服。芒硝利胆软坚,消除胆腑及肠中之燥结,可以用于煎剂后下,或以药汁趁热冲溶即服。

至于胆病有少数湿从寒化,胃病脾胃气虚者,自当据证而治以温通或补益脾胃等法,佐以消滞、理气之品,内脏得以温养,气旺而腑行亦畅。胃阴不足者,滋养胃阴,常可配用厚朴、佛手、郁金、绿梅花等理气利胆,微辛不燥,不致耗阴之品。若肝病及胆,肝阴不足,配枸杞子、生地、丹参、当归、川楝子等,取一贯煎之意。为了不致碍湿,又能泄降阴虚所生之热,芦根、茵陈、金钱草、薏苡仁、蒲公英之类,亦可据证联用。

2. 调整胆汁反流,运用理气和降

慢性胆囊炎、胆石症,由于胆道功能障碍,伴有胆汁反流入胃者甚为多见,甚至从胃又可反流至食管,此乃引起慢性胃炎及食管炎之重要因素。经过临床观察,运用辨证施治结合降胆和胃方法,疗效较好。前述理气和降之法可以参考。配用柿蒂、旋覆花、代赭石、怀牛膝等,颇有奇效。有些顽固病例,在降逆药中加入桔梗,降中有升,以降为主,可以提高疗效。

四、论胃心同病证治特点

《灵枢·厥病》中有谓:“厥心痛,腹胀胸满,心尤痛甚,胃心痛也。”临床上中老年胃脘疼痛、痞胀、嘈杂等胃及十二指肠慢性炎症、溃疡病患者,不少兼有胸闷、心悸,甚至心痛彻背等心绞痛、心律失常的病症,并且往往因为一病的病情加重而导致另一病的加重,系胃心同病。

(一)心胃相连,经脉相通

心居胸中,胃居膈下,两者以横膈相邻,经脉络属,关系密切,如《素问·平人气象论》曰:“胃之大络,名曰虚里……出于左乳下,其动应衣,脉宗气也。”指出虚里之搏动,即心脏之跳动,其源于胃之大络。《灵枢·经别》又云:“足阳明之正……上通于心。”指出了胃之大络与足阳明经别都与心脏相通,说明了心与胃相通的经脉络属关系。

《素问·经脉别论》曰:“食气入胃,浊气归心,淫精于脉,脉气流经。”说明饮食入胃,经过消化吸收、转输精气,注入于心,流入经脉,胃气和调,气血充足,则心脉通畅。《灵枢·邪客》又云:“宗气积于胸中,出于喉咙,以贯心脉。”宗气乃由自然界吸入之清气和经由脾胃消化吸收来的水谷之精气结合而成,积于胸中,助心以行血,故胃与心生理上息息相关。而心主血脉,为五脏六腑之大主,胃之受纳、腐熟、通降等功能同样有赖于心血的濡养和心神的主宰。如宿有胃疾者,脾胃升降失常,气机阻滞,痰瘀内停,心络闭阻,每于胃病发作之时则可出现胸痹心痛;若脾胃受戕,生化乏源,气血不足,心失所养,则可见心悸怔忡不寐等症,如《灵枢·经脉》曰:"胃足阳明之脉……是动则病……心欲动……贲响腹胀。"而心气不足,心血瘀阻的患者,气血运行不畅,食少不易消运,临床在心悸怔忡,甚则心痛、胸痹发作之时,往往可出现胃部的症状,特别是某些冠心病、心绞痛或心肌梗死患者是以胃脘痛来诊的。因此,胃与心在生理、病理相互影响,病症可以相兼,应认真诊察,慎为辨治。尤其对胃脘部或左上腹痛的患者,应从疼痛的部位、性质、程度和全身情况,结合年龄、病史等加以鉴别。对心病、心痛预后的严重性要加以警惕,如有面色苍白、汗出、脉细或数疾或结代、肢冷等危重征象出现,及时采取积极的抢救措施,切勿麻痹大意。

(二)四诊合参,侧重舌脉

胃心同病在临床上多见胃脘疼痛、作胀、痞满不适,同时兼有胸闷心悸,甚则心痛彻背,失眠等,故临床应根据心或胃病的主次、轻重、缓急,四诊合参,整体辨证。如对中年以上之人,自诉心下疼痛,痛连左下胸或心前区,剑突下按之无痛感,结合其他症状体征,应考虑病位在心或心胃同病。

舌为心之苗,舌为胃之镜,心主血脉,胃气贯脉,胃心同病,舌脉易变,故在四诊时,尤应细心注意舌象和脉象的观察。胃心气虚阳弱者舌多淡胖,边有齿印,或有紫气;阴虚者舌多瘦小,舌质偏红,或红绛少津;血虚者舌淡无华;气滞者苔薄白;寒饮者苔多白滑;痰热瘀阻,阴液亏虚则舌苔黄焦干,舌质暗红。脉率的徐疾,节律的不整,强弱的不均,都是常见的病理脉象。脉缓者常因中焦阳气不振,或气血虚弱所致;沉迟者多属心阳虚馁;脉细数为阴虚内热;弦脉者常见肝郁气滞;滑脉则常有痰浊;濡脉多属脾虚湿阻;涩脉多血瘀;脉结代,二五不调,属心气不足或心血瘀阻,当进一步诊察检测,病情较重。

(三)分清虚实,随证治之

胃心同病,有实有虚,实者以气滞、痰饮、血瘀多见;虚者多以气、阴、阳虚,辨证为主,随证治之。

1. 胃心气痛,宽胸宁心

常因情志不遂诱发或加重,症见胸膈满闷,脘痞胃痛,嗳气频作,心悸不舒,苔薄白,脉弦或细弦。此乃肝郁犯胃,胃失和降,心脉失宁。治以和胃理气,宽胸宁心。常用药如苏梗、枳壳、炒白芍、香附、鸡内金、炙甘草、陈皮、佛手、郁金、绿梅花、合欢花等。若伴有失眠多梦,夜不安卧,加酸枣仁、夜交藤养心安神。

2. 胃心虚痛,补虚养心

虚指胃心气虚,胃心阴虚,胃心阳虚,临床常兼夹为患。

（1）胃心气虚痛：常因中焦气虚，推动无力，气虚不能养心而致。症见心胸闷痛，痛连胃脘，喜温喜按，饥时易发，进食稍缓，倦怠乏力，言语低微，面色少华，舌淡紫苔薄白，脉虚弱或虚软。治以建中补虚，和里缓急。常用药如生晒参或党参、炙黄芪、炒白术、怀山药、茯苓、炙甘草、木香、大枣。脘痞体倦苔腻者，酌加藿香、薏苡仁化湿健脾。

（2）胃心阴虚痛：病由阴虚不足，津液亏损，胃心失养，虚火上炎，浮阳上扰所致。

症见心胸急痛，胸脘痞闷，嘈杂食少，五心烦热，面红，口干欲饮，或咽干痛，齿龈肿痛，大便干结，脉细弦数。治以益胃护阴，滋养心脉。常用药有北沙参、麦冬、玉竹、白芍、当归、绿梅花、木蝴蝶、炙甘草、枸杞子、黄连、知母、全瓜蒌等。若头目昏晕，酌加桑叶、丹皮、菊花、白蒺藜、石决明以平肝潜阳。

（3）胃心阳虚痛：因中阳虚衰，阴寒内生，心脉挛急而痛。正如《金匮要略》曰："阳微阴弦，即胸痹而痛。"临床症见心痛遇寒而发，或夜间易作，胸闷，心痛如绞，心悸，形寒气短，兼见脘腹冷痛，喜暖喜按，手足不温，泛吐清水，大便易溏，舌淡苔白滑，脉沉细或结代。治拟温胃助阳散寒，降逆通络止痛。常选理中汤加味。常用药如干姜、白术、党参、炙甘草、陈皮、木香、乌药、檀香、茯苓等。若虚寒较盛，面色㿠白，酌加制附子；下利甚，加炮姜、肉豆蔻、诃子；反胃呕恶者，加姜半夏、生姜。

3. 胃心饮痛，温阳化饮

因嗜食肥甘，胃失和降或中阳虚衰，脾不布津，痰饮内停，痹阻心脉所致。症见心胸憋闷，脘腹饱满，头昏头重，心悸气短，舌淡苔白腻，脉弦滑或沉滑。治拟温阳化饮。常选瓜蒌薤白半夏汤加减。常用药有瓜蒌、薤白、姜半夏、陈皮、茯苓、炒白术、苏梗、厚朴、丹参、川芎等。兼心痛甚，肢冷汗出，脉细结代者加制附片、桂枝、炙甘草以温通心阳。

4. 胃心瘀痛，活血通络

常因胃心疼痛，经久不愈，久痛入络，胃络心脉瘀滞，胸阳不畅而致。症见胃心疼痛或痛引内臂，痛甚如刺如绞，痛处不移，寒温不解，胸闷短气，脘腹痞塞，舌质暗紫或有瘀斑，舌下静脉粗紫，脉细涩或结代。治以活血化瘀，和胃止痛。常选失笑散合香苏散主之，常用药如蒲黄、五灵脂、丹参、益母草、红花、川芎、香附、姜黄、泽兰等。兼血虚，配当归、生地、白芍、鸡血藤；兼血热，配丹皮、赤芍；兼寒象，配川芎、桂枝温阳活血通络。气为血帅，气行则血行，故在化瘀的同时常兼用行气通络之品，如郁金、延胡索、降香等；若痛不著，可用黄芪、党参等益气活血。

在临床用药之时，当根据具体情况，灵活选用，各有特色。如心动过速，加常山、蜀漆，如《金匮要略·惊悸吐衄下血胸满瘀血病篇》用桂枝去芍药加蜀漆牡蛎龙骨救逆汤治疗火逆者，症见心悸、惊狂、卧起不安等，其用蜀漆之意可明，现药房已无蜀漆,可用常山代之,曾用常山治疗多例心动过速而收佳效。若心动过缓,或兼心痛甚,肢冷汗出,脉细结代等心阳不振者,加制附片、桂枝、炙甘草等以温通心阳。心阴不足则用黄精、太子参、天麦冬、玉竹、石斛、五味子,尤其是重用黄精,其性味甘平,功能益气养阴,可调整心律,使缓者快之,速者慢之,乱者齐之。通络擅长用橘络、丝瓜络、路路通等。痰饮痹阻胸阳者,除用瓜蒌薤白半夏之类外,应加炒白术、山药等健脾之品,以杜生痰之源。

五、论胆心同病证治特点

五脏整体协调,脏腑表里相关,胆与心也存在着密切的关系,不论在生理、病理、症状、治疗等方面都密切相关,了解胆心同病的关系对临床实践有一定的指导意义。

(一) 生理相关

《内经》明确记载"胆气通于心"认识到胆心生理相关。《经筋》云:"足少阳之筋……上走腋前廉,系于膺乳。"《经别》:"足少阳之正……循胸里属胆,散之上肝贯心。"《经脉》:"手厥阴心包络之脉,起于胸中……其支者循胸出胁。"功能上二者相辅。盖心者总司君火,位尊居上,主宰精神活动;胆内寄相火,寓少阳升发之气,主情志活动,君相相辅,疏泄平调,因胆与肝相表里,肝主藏血疏泄,以血为体,以气为用,与此相应,胆藏精汁,亦以水(胆汁)为体,以相火为用。胆的特性是疏泄胆汁,助胃消化,与胃同降。另外,少阳之气也必须下汲肾水。这些特点都决定了胆气以下降为顺。总之,胆心的经络络属、经气相注,君相相辅、推动生机,胆心同降、阴阳相交,反映了二者在生理功能上的联系。

(二) 病理相同

膏粱厚味、饮食不节等均易损伤脾胃,积湿生痰。痰贮于肺则咯痰喘息,痰流四肢则肥胖怠惰,痰脂入血可致高脂血症。胆之排泌精汁、主三焦升降与痰湿的形成尤为密切,其功能失常常可促发血脂升高和心脏病。胆气不足,相火内亏,则决断不行,心无所主,动摇于上,而为心悸怔忡,甚则水停生痰,血滞为瘀,发生胸闷心痹;君相火炽,更可灼津为痰,在胆则生胁痛黄疸,在心可为胸痹癫狂。胆中湿热久蕴,热灼可致结石。胆心相互影响与经络走行有关,如《灵枢·经脉》云:"……胆足少阳之脉……是动则病口苦,善太息,心胁痛,不能转侧。"《景岳全书》指出"胁痛之病,本属肝胆二经……凡以焦劳忧虑而致胁痛者,此心肺之所传也",为心病及胆。《医学入门》也提到"气痛心胁,膊项不利",属心胆同病。现代临床的胆囊炎、胆石症等胆系疾病常表现胸膺疼痛,心绞痛、心肌梗死也可出现胁痛,可资佐证。综合胆心的发病过程,痰火气郁当是二者同病的关键。二者之病一般多见于肥胖的患者,便是很好的说明。然而痰火之成又与君相之气(太过、不及)有关。胆可结石,心可致瘀,所以胆心同病在不同阶段又有不同的病理特点。

(三)治疗思路——心病治胆、心胆同治

《医学入门》提出:"心与胆相通,心病怔忡宜温胆。"对心病而胆证不显者,施以治胆是临证常用方法。以温胆汤、小柴胡汤、十味温胆汤等为主治疗心律失常、冠心病心绞痛等病的报道甚多。温胆汤化痰理气疏导少阳,俾其气畅痰消神安。温胆,实则是通过化痰利气以助少阳升发。心病虽以治心(养心、清心等)为常法,然昔贤有云:"心病不愈,求之营卫。"营卫者,气血也,表里也,与少阳枢机气畅与否直接相关,故云利少阳也能调营卫,调营卫亦即治心病。《灵枢》曾说"少阳脉至,数疏",现代常以此作为从少阳论治心律失常的理论依据。心脏病者同时患有胆系疾病的在临床上甚为常见。两者相互影响,治疗不可偏废。如"胆心综合征"就是患者同时患有胆系疾病与冠心病,胆病发作会引起或加重冠心病的病情,现代医学认为是支配二者的神经在脊髓的部分交叉所致。中医学则认为是相火引动君火而致君相火旺。临床上常以胆心相关理论调治心脏病人,积极治疗胆病有利于控制心绞痛发作或心律失常。

六、论调补脾胃治内科诸证

李东垣对脾胃诊治经验,关于"脾胃学说"在临床上运用,可以广及内科诸多病证,现择要举其数则,以供医家参考。

(一)补脾胃以生精、气、神

精、气、神是人体生理的基本功能与物质基础。李东垣认为"气乃神之祖,精乃气之子,气者精神之根蒂也",指出三者之关系为气—精—神。并谓"元气之充足,皆由脾胃之气无所伤,而后能滋养元气"。强调脾胃之气乃人体生理活动的要素,脾胃功能是否正常,能直接、间接地影响到整体的健康状况。为此,对精、气、神诸虚不足之病证,应重视诊查,了解脾胃功能受损之程度,病机之性质,从而辨证调治,使脾胃之气渐旺,元气充足,精、神自复其常。

1. 肾精不足,调补脾胃

肾精不足,男子常见阳痿、早泄、神倦、耳鸣、腰膝酸软、早衰等病证,理宜审证而用补肾填精之品。若肾阴亏虚者,一般投以地黄、首乌、桑椹、龟板、枸杞等药。

患者如脾胃功能不足，不耐滋腻之剂，胃不运药，既不能起到补肾的作用，反而导致食少、运化不力，脾胃之气损伤，肾精亏耗尤甚。通过调补脾胃使肾精充旺，勿需"见肾治肾"，徒予滋腻补肾，若能重视调理脾肾则事半功倍。

2. 营血不足，调理脾胃

血属阴，精血同源，全赖脾胃之气健旺，始得化生精血。肾主骨、生髓化血，也必须以脾胃功能为基础，中焦脾胃升降正常，纳谷增，运化旺，则气血旺盛。

3. 心神失养，调其脾胃

情志抑郁，郁久心神失养，肝气失疏，脾胃升降失常，此类病证，若不及时治疗，有的甚至导致"郁劳沉疴"（《临证指南医案》）。除予心理疏导以外，药治方法，一般均以舒郁养心为主。舒郁以疏泄肝气，开其郁滞为要；养心当据证予以养心阴、益心气、宁心神之品。但是，病者若脾胃功能失调之症状明显，还应据证调其脾胃，纳谷增进，运化渐复其常，气血生化之源得充，则元气自旺，肝血、心神得以滋养，气血调畅，利于开郁而病趋康复。

（二）益气补胃利小便

李东垣曾言"如食少而小便少者，勿利之，益气补胃自行也"。临床上运用补益脾胃之气的治疗小便不利。因中焦脾胃乃气机升降之枢纽，有些患者饮食甚少，胃纳呆滞，水谷少进，灵活运用益气补胃而获良效。

1. 肝病腹水

张仲景在《金匮要略》中提出"见肝之病，当先实脾"，此论源于实践，肝硬化腹水常见证候有脾虚湿困、脾肾阳虚及肝肾阴虚等。前二类证型均须从脾胃论治，湿盛者佐以化湿，脾病及肾，阳气不振者，兼顾温肾化气利水。在调治过程中，凡病人饮食甚少者，方药中均须重视健脾胃、助运化，饮食渐增之时，加用化湿、分利之剂，利尿效果较好。

关于肝肾阴虚证，一般治法当以养肝滋肾，冀其阴津渐复，则"真水"增而"邪水"得祛。

如患者饮食极少，徒利其尿，尤损其真阴，往往因利尿过度而引起出血、昏迷等严重并发症。此类阴虚证候，不仅肝肾之阴亏虚，而脾胃之阴亦必不足。故常用滋阴方如一贯煎、沙参麦冬汤、参麦地黄汤等方中，每常有养胃阴之品。沙参、麦冬、扁豆、玉竹、花粉、甘草等药，均是养胃阴之剂，甘凉、甘平，入脾胃而濡养真阴，胃阴来复，纳谷渐增，则小便自可增多。

2. 特发性水肿

特发性水肿，系指经多种检查未发现心、肝、肾等器质性疾病的水肿（或肿胀），妇女更年期患此症者不少。其病机常由肝气易郁、冲任不调，由肝及脾，脾胃升降失常,水液运化障碍而成。有的病及于肾,开合不利,导致水肿较重或时易复发。治疗本病,当据证而选用疏肝解郁,健脾崇土,益肾分利,调理冲任等法。当患者主症为食欲不振,饮食量少,消化不良,胃脘痞胀而大便易溏,尿少,面浮肢肿者,治疗当以调理脾胃为主。凡舌苔薄白,脉濡细,用香砂六君子汤加谷麦芽、鸡内金、炒神曲、玉米须等健脾和胃,助其运化,俾中焦之气健旺,升降渐复其常,饮食渐增,小便自利,肿亦渐消。男性中年以上患特发性水肿,亦颇多脾胃不和之证,亦常运用上法获效。若有舌苔白腻,兼夹湿浊者,据证参用平胃散、藿香、佩兰等品,湿祛而脾运得复,饮食增,小便增,肿亦消,此乃治本之法。

第五章　古代医家诊疗脾胃病经验补录

一、医圣仲景治疗呕吐的经验补录

呕吐是脾胃病的常见临床病证。仲景在《金匮要略》曾列呕吐哕下利病脉证治专篇以论述其诊治方法,其内容反映了仲景治疗呕吐的学术思想及其宝贵经验,具有指导临床实践的重要意义。

(一)驱邪外出,不可见呕止呕

仲景谓:"夫呕家有痈脓,不可治呕,脓尽自愈。"此"脓",源于内痈,主要指胃家之痈。然引申其义,此"脓"字也可广义地理解为胃中有害之物,如摄入腐败有毒之物,或暴饮暴食所伤,或胃中膜络损伤,气血瘀滞,或积热伤胃,肉腐酿脓,或肠腑阻塞,水谷腐熟而不得下行,腹痛胀满,吐出宿食或杂以粪秽,等等。所吐之内容可认为是"邪",系通过呕吐而出,故不可见呕治呕。这一治则告诫医者必须详审病情,审其病因,如果不知逐邪之要,只求见吐治吐,见呕止呕,不但不能取效,反致延误病情。

(二)寒者热之,热者寒之

仲景按照《素问》"寒者热之,热者寒之"的治疗原则,依据呕吐的病机特点,用药有寒有热。导致呕吐的病因不一,其病机性质大致有寒热之分,如食已即吐者属热,朝食暮吐者寒,如呕而发热,兼下利(热利)者为热,吐涎沫为寒,手足厥为阴盛格阳,虚寒重症;肠鸣、心下容为寒热夹杂。胃寒或由里虚之寒,或为水饮之寒。里虚之寒有三:夹肝气而上逆犯胃,吐涎沫,呕而胸满者,主以吴茱萸汤;阴盛格阳,脉弱见厥重证,用四逆汤;朝食暮吐之胃虚寒证,宜大半夏汤。水饮之寒,先渴后呕,或呕而不渴,谷不得下,用小半夏汤、茯苓泽泻汤、猪苓散等方。胃热如阳明积热上冲,食已即吐者,主以大黄甘草汤;发热呕吐,少阳邪热迫胃者,宜小柴胡汤,热犯肠胃,干呕而利,黄芩加半夏汤;寒热错杂,呕而肠鸣,心下痞者,用半夏泻心汤。

(三)和胃降逆,温化水饮

胃气以和降为顺,上逆则病。呕吐的病因虽然不一,但一般均由胃气上逆所致。治疗呕吐,必须重视和胃降逆,胃热者苦以降之,胃寒者温中降逆。仲景善用姜、夏以和降胃气。生姜辛温,温中止呕;半夏辛温,燥湿化痰,降逆止呕。仲景治呕以半夏为方名者有六首,如大小半夏汤、半夏干姜汤、半夏泻心汤等。半夏亦适应于各种原因引起的呕吐,如水饮停胃,胃寒致吐等。仲量治呕方尚有猪苓散、茯苓泽泻汤,药用猪苓、茯苓、泽泻、白术、桂枝等。这些药物与五苓散成分相同,善利水饮。胃中有水饮,常致呕吐,吐后饮入于胃,胃气未降,水饮上泛,必再呕吐,用化气利小便之药物使小便增加,水液下泄,饮邪得去,呕吐可止。

(四)用药精准,合理配伍

"呕吐哕"篇中凡治呕吐哕共 14 方,每方用药精准,合理配伍。用药少者仅二味(有 5 方),最多亦不过七味(有 2 方),平均每方用药不超三味,所用药物总计仅 20 味。其中相互配用较多的药物有生姜(或干姜)、半夏、甘草、大枣、人参。姜、夏基本上可治呕吐各证,适应证广泛,配甘草、大枣可用于呕吐的虚证、寒证和热证,配人参用于虚证。

(五)科学用量用法

生姜用量为三两至半斤,小半夏汤药仅二味,姜用半斤。半夏用量为 0.5～2 L,如用治胃虚寒的大半夏汤,仅半夏、白蜜、人参三味,治吐主药半夏重用 2 L。甘草用量一两至五两,人参一两至三两。由此可见,仲景用药之量,根据病情和参合方中药物配伍作用而掌握用药轻重,这种指导思想是很科学的。

治呕诸方的煎煮服法,亦各有不同。煎药方法,煎成的药液为加水量的 1/5～3/5,这与煎煮时间的长短是相应的。小半夏汤加水 7 L,煮取 1.5 L,煎时须久;用生姜汁的方药,只及原液的 1/2,煎时则短。茯苓泽泻汤的泽泻须后下,生姜半夏汤的生姜汁亦须后下。

服药法大多数为温服,但也有需"小冷服"(生姜半夏汤)。每剂的服药次数,有一次顿服,一日服 3 次,一日服 2 次,日 3 夜 1 服,日间 2 次夜间 1 次等不同。

生姜的治呕适应证较广,通过临床实践体会到生姜的用量服法,与治呕效果颇有关系。

(1)药量:一般治呕方可用 5～10 g,胃寒水饮所致呕吐,可用 10～20 g。

(2)生姜切片入煎,煮时不宜过久,勿使辛辣之味过多挥发。一般用量,药宜温服;用量较大,药宜小,冷服。

(3)生姜打汁,加入煎剂必须后下,也可将余药煎成取汁后,直接加入汤药中。

(4)病人呕吐频作,或服药易吐,可嘱病人咀嚼姜片,舌上知辛辣,吐出渣,具有直接止呕作用。嚼姜后再服汤药,亦可防止药液吐出。

二、喻嘉言治疗脾胃病经验补录

喻嘉言主要著作《医门法律》《寓意草》中,脾胃病证治的内容对临床实践具有指导意义。现概论如下:

(一)胃分三脘

胃主受纳,腐熟水谷,为"气血之海""五脏六腑之总司""后天之本"。然对胃腑分部功能的特点,喻氏认为"人虽一胃,而有三脘之分。上脘象天,清气居多;下脘象地,浊气居多;而其能升清降浊者,全赖中脘为之运用",并指出"上脘气多,下脘血多,中脘气血俱多"。按上脘包括胃底部位,气体自多,从上腹切诊叩之呈鼓音。下脘似指胃角以下、胃窦与幽门等处,存留胃液、食糜,犹如"浊阴"。喻氏关于胃的分部概括对临床诊疗工作有如下特点:

(1)上脘痛、胀者,病机应考虑以气滞为主,治法当以理气为要。胃气郁滞者当于理气和胃,肝气犯胃者治宜疏肝和胃。

(2)下脘痛、胀者,应据证而多考虑湿阻、血瘀、食滞等病理因素。

(3)痰饮停胃,和降失司,可在下脘呈现辘辘之声。

(4)胃络内损,血出于胃之下脘为多见,故应常注意大便色泽。如有黑便,甚则如漆者,血出胃中,流溢而下。呕吐有黑褐色者,喻氏所说"黑水从胃底来"。"黑水"可能由于胃液夹血而存留胃中达一定时间所致,此黑水亦即是出血之征,应考虑胃部出血的可能。

(5)上脘痛、胀,或伴嘈杂、吞酸、咽苦、食物反流等症,胃病易及食管(古称"咽管")。胃液、胃中反流之胆液随胃气郁滞,上逆而影响食管,可以导致食管病变(包括炎症,功能障碍等)。因此,上脘之病,常可波及贲门、食管下段,诊疗时应注意及此。

(二)空谷生风

《素问·风论》曰:"风者百病之长。"并列举各脏腑之风证。但对"胃风"之论,言犹未详。喻嘉言取象比类,认为胃中"空虚若谷,风自内生"。是由于胃气上逆、呕吐而使"所受之水谷,出尽无留",并指出这是"虚风之候",属于内风范畴。另又论及"风入于胃"之外风证候。总之,对胃风的病机论说较为全面。

喻嘉言"空谷生风"的理论,可供临床诊疗胃病的参考内容大致有三点:

(1)呕吐大量胃内容物,胃津必然耗竭。阴液既亏,可以导致虚风内动,表现为头目昏眩,手指麻木等症状。凡有此类症状,当即设法先镇其吐,继须滋养胃津,以息其风。如原有肝风之人,一旦产生呕吐,胃中一空,其风尤甚,应警惕其预后之严重性。如王泰林《王旭高医书六种·西溪书屋夜话录》"治肝三十法"中所列"培土宁风"一法,亦可能是受其之论的启发。该法一面培土,勿使胃空,一面宁风,两者兼顾,较为恰当。如原有肝风(高血压、动脉硬化)的患者,一旦呕吐或兼胃病而致呕吐者,治疗时宜用此法,并应警惕中风在变之可能。

(2) 呕吐,泄泻,胃肠蠕动异常,伴有腹鸣响动之声,符合"风胜则动"之理论。投以祛风之剂,风以胜湿,是治疗慢性泄泻的治法之一,据证而参用防风、羌活、秦艽等药常可奏效喻嘉言所谓"风入于胃",是从李东垣升阳益胃方证而加以说明。有些"胃中风炽,餐已即泄",肠功能紊乱的患者,亦可运用祛风治法,取得疗效。

(3) 喻嘉言认为"胃风久炽,津液干枯,真火内燔"者,宜用知母、人参。由于"风煽胃中",可致"食入易消",说明消渴——中消之证是由于胃中"风火"相煽。显然,此风属于"内风",此火乃是"郁火"。风火相加,于病尤甚。这一病机特点说明:① 消渴主要是阴虚、郁热,阴虚生热。若有内风,则阴虚尤甚。② 欲治其消,必补其阴。欲补其阴,应据证而兼清其热。欲清其热,亦需注意有无内风征象。中年以上之人,消渴而兼内风征象者,甚为多见。喻嘉言这一学术思想和经验,有利于消渴病的防治。

（三）胃起痰饮

喻嘉言《医门法律·痰饮论》指出:"痰饮之患,未有不从胃起者矣。"解释从胃而起之因是由于"五谷百物之品,从口而入,脾胃之湿所结"。这与"脾(胃)为生痰之源"之说是一致的。喻氏之论,颇为精辟。此外,对痰饮从胃而起的论述还有如下几点:

(1) 痰饮起于胃,"由胃上入阳分,渐及心肺,由胃下入阴分,渐及于脾肝肾"。

(2) 由于"胃体阳而用阴"。胃阳不振,胃中之液潴留而不下,即成为饮。"随食并出",从幽门而下。治胃之饮,当"开幽门"。一是和胃降逆,二是分利水湿。仲景用小半夏加茯苓汤、茯苓泽泻汤、五苓散等方,即属于开幽门温中化饮之法。

(3) "痰饮结于胸膈,中有窠囊",由"窠囊"而"渐渍于胃"。按喻氏之说,治胸膈之痰饮应消胃中之痰饮,并除其"窠囊"之饮。若"窠囊"存在,贮痰不已,病难治愈。"窠囊"可能如支气管囊状扩张之处,或为胸膜之体腔,以"窠囊"作比喻颇为确切、生动。这提示医家应进一步研究消除"窠囊"中痰饮,包括祛除"窠囊"病理因素之治法,这也是喻氏的独到之见。

不仅如此,喻氏还指出"人身之痰,既由胃中以流于经隧,则经隧之痰亦必返于胃"。经隧广及全身,从内脏至于五体,无处不有。按喻氏之说,善于及早治胃中之痰,可以防止痰流经隧;万一经隧有痰,还可治胃祛饮,以利消除经隧之痰,这一论述,别开生面,亦甚可贵。

(4) 喻嘉言提出用理中汤"兼阴阳体用而理之,升清降浊,两擅其长"。并认为附子理中汤是更进一筹之方,使"釜底有火",则水谷自熟,不致留饮。灵活运用于临床,附子理中汤确是温阳健脾,防治痰饮之良方,善于化裁用之,适应证甚广,喻氏之经验值得参用。

(四) 虚损过胃不治

历来对虚损疾病均重视调治脾胃,喻氏对此亦不例外。值得提出的是,他提出"一损损于肺……二损损于心……三损损于胃……,自上而下者,过于胃则不可治。"另谓"自下而上者,过于脾则不可治"。体会此说之大意有如下数点:

(1) 一切虚劳损证,损及脾胃者,预后不良,当及早防范,及时治疗,防损脾胃。

(2) "凡虚劳病,最后脾气下溜,若过用寒凉,致其人消谷者,医之罪也"。提示治疗虚损疾患,即使有阴虚里热之证,用药须防苦寒过度,应处处顾及脾胃阳气。

(3) 损在心、肺、肝、肾者,当随证而养心、补肺、滋养肝肾。按喻氏之论,损在心肺者,应重在补阳;损在肝肾者,重在补阴,同时兼顾脾胃,庶几无误。这些治则亦符合临床实际。

(4) 后人叶桂明确提出"上下交损,当治其中"(《临证指南医案·虚劳》),突出调治脾胃的重要性,这也是喻氏学术思想的进一步阐发。直至今日,常为医家所遵循。

喻氏所云"不可治",是指难治、预后不良之意,与古人所谓"死、不治""不治之症"等语有相似之处。虚损重视调治脾胃,其有战略意义,正是中医学的可贵之处。

(五) 阴阳俱虚,甘药补中

由于饮食不当、劳倦等因素,常易导致脾胃病证,并可由此而引起其他脏腑疾患。喻嘉言曰:"胃气强则五脏俱盛,胃气弱则五脏俱衰。"指出胃气之重要性。调治脾胃之大法,喻嘉言认为:"胃属土而喜甘,故中气不足者,非甘温不可……阴阳俱虚者,必调以甘药。"

任何病证,均有虚实,胃病亦不例外。《丹溪心法·心腹痛》曾提出:"诸痛不可补气。"这一原则固然适用于胃痛由于食滞、寒凝、湿热、肝气郁滞、血瘀等因素导致的病证,但临床上慢性胃痛有一部分却是呈胃气虚(或脾胃气虚)及胃阴虚的证候,亦有胃气、胃阴俱虚者。诸如此类疾患,已较普遍地适用补脾胃气,养胃阴等法。按喻嘉言所论,也认为对脾胃虚证,强调用甘药补之,认为"以甘为主,庶足补中"。喻嘉言发展李东垣的学术思想,对临床有指导意义。"以甘为主",东垣偏于甘温,后贤又补充提出甘平、甘凉、甘寒以及甘与酸合而成酸甘之法。慢性胃病,表现为脘痛久发,隐痛绵绵,得食痛减,饥时痛甚,喜温喜按,大便易溏,舌质偏淡,脉濡等症,当以甘温益气补中,方如黄芪建中汤,《医方集解》六君子汤(四君子汤加黄芪、山药)等。胃痛如灼,久发不已,口干,舌红或光,脉象细数或细者,当以甘凉之法,沙参、麦冬、知母、石斛、玉竹、芦根之类。气阴俱虚,津液不足,酸与甘合,加入白芍、乌梅、甘草、木瓜、山楂等品。又按喻嘉言所论"男子不足于阴,故以血为虚",在甘药之中,审证而参以当归甘温养血,地黄滋阴补血,对胃痛久病,气虚不能摄血,血络内损,少量慢性出血者,甚属必要,此亦实践经验之言。

(六)饮食有节,以"胃喜"为主

饮食不节,是脾胃病的重要病因,故历来医家十分重视,强调必须饮食有节。喻嘉言所谓"一切食物性味薄质轻者,胃中始爱而受之",这一原则是非常重要的。清代医家叶天士在《临证指南医案》中亦概括地提出"胃喜为补"之论,与喻氏"味薄质轻者,胃中始爱而受之"之旨是一致的。临证时需注意以下几点:

(1)患者所进食品应根据食欲而定,食品的质量必须适当,五味勿使太过。

(2)随着人民生活水平的不断提高,城市中终年有售冷饮,或家有冰箱,常进冷食,有的常多吃乳制品、咖啡、巧克力等。前者温度过低,寒冷伤胃,与《灵枢·师传》所述"寒无沧沧"之旨相违。后者不符合喻氏味薄质轻之意。

(3)胃病舌苔厚腻,中有湿阻郁热,或外感邪热初衰,亦均以清淡素食为宜。待湿热清除,邪热去尽,逐渐增食肥甘,善后调养以复正气,但总以"胃喜"为主。

三、叶天士论治脾胃病经验补录

叶天士,名桂,字香岩,江苏吴县人,临床经验卓著。《未刻本叶氏医案》内容未经选择修饰,案语简括,处方用药精准。其中属于脾胃疾病者约计179案,从这些脾胃病医案中分析其治疗经验要点,大概有以下五个方面。

(一)治脾胃总以宜通或运化为要

胃与脾同属中土。脾胃之疾,病因病理密切相关,故治疗亦当兼筹并及。唯胃病、脾病各有侧重之际,治法自有主次之分。

叶天士认为中焦脾胃之气,贵在升降相宜。一旦升降失常,气机不畅,则胃中"气痹不宜",出现上腹胃脘部症状,归结为"气郁脘痹"。以"痹"概括胃气失于和降之病机,亦寓有闭而不通之意。故对脘痛、痞胀、呕吐、恶心、食减等症,主张以宣通为要,宣其胃阳,通降胃气。如用陈皮、半夏、姜汁等祛痰温化以宣通胃气;藿香、川朴、蔻仁、茯苓等苦、辛、淡以宣通胃阳。全书治胃疾数十方中,用宣通之剂为多。

治疗脾病,如下利、腹胀、腹痛等病证,叶天士善用运化之法。"运"为脾之生理功能。"食不运""知饥少运""脾胃困""气弱不能运,腹痛由是而来"等不运、少运所致之疾均为脾之病理关键。故凡脾经有湿浊困遏而不运者,用苍术、白术以运脾化湿;脾阳困乏,"飧泄腹痛"者,药用丁香、茯苓、炮姜、陈皮、益智仁等温中运化;"湿伏成泄"者,以白术、砂仁、厚朴、大腹皮等均着重于"运"。

属脾胃气虚者,叶氏常用人参,但不用黄芪。用人参必配以宣通、运化之剂。补与通相配,是为"通补",补与运相合,可称为"运补"。足见其并非重在补气,而总以宣通或运化为要。这正是叶天士抓住脾胃生理特点而立法用药的宝贵经验,对临床实践确有重要的指导意义。

(二)肝胃同治

所与脾胃密切相关,脾胃之病,很多由于肝木乘犯所致。《未刻本叶氏医案》虽无篇名分类,但从179案脾胃病例中所述症状,病机及方药分析,属肝木犯中者占22%。有的用药经验具有独到之处,较之《临证指南医案·木乘土》篇尤有特色。叶氏曾述肝木犯中之脉象如"脉弦""脉沉弦"和"脉弦劲"等。论病机概括如"木郁胃困""胃虚木乘""木火内亢"及"肝风乘胃"等。论治法有"肝胃同治""疏肝宣胃""泄木安中"和"甘缓化风"等。其用药期配伍恰当,随证损益,归纳之大致可分为疏肝、抑肝、调畅。务使肝木平安,脾胃之疾得和。

(1)疏肝:指疏肝理气解郁。此虽属治肝之常法,但从案中看出,别有特色。药如柴胡、苏梗、香附、郁金、越鞠丸之类为运用较多之品。他如"肝逆脘痛,右关独弦"方中首用川楝子配以青皮。"气阻脘痹",用苏梗汁、香附汁、枳壳汁、桔梗汁,均取其汁,似有四磨饮之意而药味不同,疏肝行气之功尤显。

又如麦芽一药,在叶氏脾胃病诊例中屡屡见到,虽不是主药,但常配此品以加强疏肝和胃作用。按麦芽开胃补脾,消化谷食。《本草求原》曾载其具有"疏肝"作用。张氏《医学衷中参西录》也推崇此药,认为"虽为脾胃之药,而实善疏肝气"。征诸临床,麦芽对肝气郁结而兼胃气不和、运化不力之症,随证配用,确有良效,而且价廉易得,不失为治疗脾胃病之良药。

(2)抑肝:即抑制肝木之横逆与上亢。从叶案所述病机及用药分析,主要包括清肝与泄肝。清肝系清肝经之郁火,如桑叶、丹皮、山栀、黄芩、钩藤之类。按叶氏所论,"桑叶清肝胆气分之热,丹皮清肝胆血分之热"。二药气血并顾,清而不寒,不碍胃气。如"木火内郁"方用丹皮、钩藤、山栀。"木火内亢"用桑叶为首药,配以黑芝麻、柏子仁、桃仁等清润滋液之品。案中用药灵活,值得细心加以体味。

泄肝既有柔敛、清泄之功,并寓调营和血、疏理气机之效。叶案常用泄肝药物如白芍、青皮、竹茹、白蒺藜等。如"肝胃同治"方中配以茯苓、橘红;也有配用当归、苏梗以调治"气血不谐";或于"泄木安中"方内配用黄连、吴茱萸。清肝、泄肝也常相机兼投,泄肝又每与舒郁疏肝相合。上述诸法,既有所别,又互相联系。足见叶氏擅用治肝安中之剂,具有机圆法活之妙。

(3)调畅:是指调畅气机。叶氏在运用上述疏肝抑肝法的同时,十分注重调其升降,畅其气机。借此与疏肝、抑肝之药物起到协同之功,使治肝之法更显其效。关于调畅气机而寓升降之配伍用药。例如用桔梗配瓜蒌、桔梗配枳壳、白蒺藜配厚朴、人参配赭石、砂仁配旋覆花等。善于在治肝理脾胃方中调畅气机,这些都是叶氏经验可贵之处。

(三)脾肾同治

脾胃需要肾阳之温煦,始能腐熟和运化水谷。肾虚命门之火不足,是某些脾胃疾病缠绵不愈的因素之一。故叶天士十分重视补益肾气,温养肾阳,以治脾胃病证。案中如"火虚不能煖土……法宜脾肾同治",药用人参、巴戟天、益智仁、菟丝子、茯苓等。很多医案以益智仁列为君药,如"湿痰内阻,脘闷不爽,大便溏泄",药用益智仁、陈皮、木香、茯苓、厚朴、砂仁;"食物失宜,下利更甚",用益智仁、葫芦巴、青皮、茯苓、炮姜;"食下少运,便泄,少腹气坠,脉细,命门火虚",方用脾肾并补之品。他如配用益智仁者如"脾阳困顿,强泄腹痛","暑湿未净,下利频来","脾阳困顿,涎沫上泛","不饥妨食"等病证。可知叶天士用益智仁治疗脾胃疾病既有慢性病,也有急性病。按此药温肾摄涎,凡食欲不振,泛恶多涎,脘腹痞胀,大便溏泻者,辨证选加益智仁,其效甚佳。故前人有"醒脾益胃","进食药中多用益智仁"之说。《医学启源》谓其能"治脾胃中寒邪,和中益气"。刘完素还提出益智仁具有"开发郁结,使气宣通"的功用。叶天士善用此药,正是其独到之处。

叶天士案用附子治脾胃病也见于很多案例中。如"阳浮气动,嘈杂,中脘刺痛,耳鸣"用熟地、山茱萸、巴戟天、茯苓、牛膝等,"食下胀,饥则尤甚",药用熟地、沙苑子、紫石英、枸杞、茯苓、牛膝炭等。如"萎黄,脉弦细,烦劳病呕,法当温之","久泄腹满,下焦怯冷","脉细,脘痛暮盛,吐出食物未化"及"食下不运,中脘有形如梗"等中阳不足,运化无权之证。从上述案例中,可知叶氏常将治肾方药用于脾胃之病,温肾或滋补肾阴,或阴阳并顾。旨在治本选方,不拘泥于常法,不囿于脾胃本经之药。

(四)配伍苦辛开泄

叶天士法仲景半夏泻心之意,创立"苦辛开泄"法。用苦、辛之剂相合,借苦味之清,辛药之温;苦以泄热,辛以祛寒;苦以燥湿,辛以宣散,共奏开宣气机,理清郁热之功。适用于胸脘痞闷,恶心呕吐,不思饮食,舌苔黄白相兼的急慢性胃病呈现湿热交阻,胃失和降的证候。苦以黄连为代表药,辛以半夏、干(或生)姜为主药。叶天士对苦辛开泄的配伍用药进行了概括:对寒热虚实夹杂之证,用黄连、半夏、干姜配人参、茯苓、枳实治"脘痞不饥,脉沉弦,味酸苦";配旋覆花、代赭石、茯苓治"脉弦、呕恶"以呕吐恶心为主的疾患。以黄连之苦,半夏、橘红、吴茱萸之辛,配竹茹、枳实等品治疗"气郁脘闷,嗳气"。

此外,如"湿邪阻于中焦,蒸热脘闷,腹膨,法宜苦辛开泄",用厚朴之苦温,半夏、藿香、白蔻之辛,配用杏仁开宣上焦、槟榔破气消胀以泄中焦。或以厚朴配苏梗、半夏、杏仁,苦与辛合,用治"湿浊阻于中焦,不饥少纳"。在苦辛的基础上,叶天士还配加白芍、木瓜,借以敛阴抑木。或伍以乌梅,苦辛与酸相合,开泄安蛔,止呕定痛。

综上举例,说明叶天士对苦辛开泄一法,随证选药相配,不拘一格。总以药达病所,使上焦、中焦宣通泄降,使气机得畅,湿浊得祛,郁热得清。学习运用叶天士经验,治疗慢性胃炎及慢性胃炎急性发作,只要方药对证,常可取得覆杯而愈之效。

(五)滋养脾胃阴虚

叶天士比较重视滋养胃阴,对脾胃阴虚证创立独到的治法方药,补李东垣之不足。《未刻本叶氏医案》中运用此类治法的病案如"养胃阴"方用麦门冬、知母、川贝、石斛、竹茹、天花粉等,"口干,食减,宜养胃阴,不必理气",药用扁豆、川贝、莲肉、石斛、茯神等。用药有重在胃,有重在脾。前者如麦冬、知母、沙参、天花粉之类;后者以扁豆、山药、莲肉等为主。通用于脾胃者如石斛、白芍、甘草等。叶天士常用川贝,此药微苦而甘,凉而不寒,善清肺胃之独,凡脾胃尤以胃阴虚而有郁热者,可用作辅佐药。在临床上常用浙贝母代替川贝,养胃清热,又能制酸,且药价低廉。

案中如"阴伤腹痛",用知母、白芍、黄芩、丹皮、茯神、牡蛎等药。取甘寒与酸、苦、咸相合,养阴而不滋腻,清热而非苦寒,缓急定痛,敛阴软坚,用方轻灵,亦可见叶天士立方选药之高深处。

诚如该书"出版说明"中所云"案语虽简率,处方却极精细,药味不多,而选药至严"。当今医学不断发展,不必生搬硬套叶天士之方,然其经验可贵之处,值得学习、继承,在实践中加以发扬。

中 篇

临 床 验 案

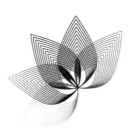

胃　痛　案

病案一

秦某,女,81岁。

初诊(2014年11月6日):主诉胃脘部胀满疼痛1年余。

近1年患者自诉胃脘部胀痛反复发作。曾多次到多家医院就诊,口服奥美拉唑、吗丁啉等药物,症状反复。现症见胃脘部胀痛,饥饿时明显,寒凉饮食亦加重,偶见夜间痛醒,稍有灼热感,时嗳气,纳差乏味,口苦口黏,大便溏,舌质淡红,苔薄腻,脉弦。心电图示:窦性心律,T波改变。肝胆脾胰B超示:胆囊壁毛糙。胃肠钡餐示:慢性胃炎。生化均无异常。综合脉症,该患肝胃不和,寒湿内停导致气机不畅,不通则痛,治以理气和中。

西医诊断:慢性胃炎,胆囊炎。

中医诊断:胃脘痛　寒湿阻滞证。

治则治法:温中行气,化湿止痛。

处方:厚朴12 g,陈皮7 g,姜半夏12 g,延胡索20 g,赤茯苓15 g,草豆蔻仁8 g,木香6 g,干姜6 g,炒麦芽20 g,谷芽20 g,鸡内金20 g,甘草5 g。

7剂,上方药加水500 mL,煎至250 mL,去渣,取汁,分2次温服。每剂2煎,一日1剂。

二诊(2014年11月12日):腹胀胃痛有所减轻,有时反酸,上方加乌贼骨15 g制酸止痛。

处方:厚朴12 g,陈皮7 g,姜半夏12 g,延胡索20 g,赤茯苓15 g,草豆蔻仁8 g,木香6 g,干姜6 g,炒麦芽20 g,谷芽20 g,鸡内金20 g,甘草5 g,乌贼骨15 g。

7剂,上方药加水500 mL,煎至250 mL,去渣,取汁,分2次温服。每剂2煎,一日1剂。后坚持服用1个月,诸证渐消。

按:脘腹胀满,时作疼痛,属中焦寒湿。脾胃虚寒,运化无权,湿邪内停,气机不畅,故脘腹胀满;阳虚生寒,寒凝气阻,故时作疼痛;脾胃受病,纳运失常,故食欲不振;脾胃主肌肉四肢,湿滞气机,则肢倦无力;至于舌苔白腻,脉沉弦,皆脾胃寒湿,气机不畅之象。据寒湿困阻，脾胃气机壅滞之病机，治宜行气除满为主，辅以温中燥湿。本方证以寒凝湿滞为主，故重用辛苦燥湿之厚朴，燥湿温中，行气下气。《本草汇言》称其"宽中化滞，平胃气之药也。凡气滞于中，郁而不散，食积于胃，羁而不行，或湿郁积而不去，湿痰聚而不清，用厚朴之温可以燥湿，辛可以清痰，苦可以下气也。"陈皮辛温，理气燥湿；草豆蔻专入脾胃，燥湿温胃；木香行气止痛，共为辅药。更以干姜温中祛寒，茯苓渗湿健脾，生姜降逆和胃，共为佐药。甘草调和诸药，为使药。诸药合用，共成行气除满止痛，温中燥湿之功。

 病案二

杨某，男，34 岁。

初诊（2020 年 11 月 17 日）：主诉胃脘部疼痛 1 年。

患者嗜食烟酒，肥甘厚味，近一年反复胃脘部疼痛，胀满，有时累及胸胁部，伴有口苦口干，反酸烧心，心烦易怒，饮水多，纳食尚可，大便溏，曾心脏冠脉造影及肺部 CT 检查均未见明显异常。望其形体消瘦，目赤，舌红，苔黄，诊脉弦滑。胃肠钡餐检查示：慢性糜烂性胃炎。

西医诊断：慢性糜烂性胃炎。

中医诊断：胃脘痛　肝胃郁热证。

治则治法：实则泻之，结则散之，治以疏肝清火，行气止痛。

处方：柴胡疏肝散合左金丸加减。北柴胡 12 g，绿萼梅 12 g，白芍 15 g，川芎 10 g，炒枳壳 15 g，酒黄连 3 g，制吴茱萸 2 g，姜竹茹 15 g，海螵蛸 15 g，醋延胡索 20 g，甘草片 6 g，醋青皮 10 g。

共 7 剂，一日 1 剂，早晚分服，水煎，饭前温服 400 mL。

二诊（2020 年 11 月 27 日）：胃脘部疼痛，胀满减轻，仍有泛酸，治疗有效，原方继续服用 7 剂。

三诊（2020 年 12 月 6 日）：上述诸症继续减轻，但患者痔疮病再发，大便带有鲜血，上方加白茅根 30 g，地榆炭 10 g。

处方：北柴胡 12 g，绿萼梅 12 g，白芍 15 g，川芎 10 g，炒枳壳 15 g，酒黄连 3 g，制吴茱萸 2 g，姜竹茹 15 g，海螵蛸 15 g，醋延胡索 20 g，甘草片 6 g，醋青皮 10 g，白茅根 30 g，地榆炭 10 g。

共 7 剂，一日 1 剂，早晚分服，水煎，饭前温服 400 mL。

1 周后电话随访患者症状基本消失，嘱其戒烟酒及辛辣食品。

按：该患者以胃脘部胀痛不适为主要症状，此病变符合中医胃脘痛范畴。胃为阳土，喜润恶燥，为五脏六腑之大腑，主受纳，腐熟水谷，其气以和降为顺，不宜郁滞。胃痛的病变部位在胃,但与肝脾的关系极为密切。肝属木,为刚脏,性喜条达而主疏泄;胃属土,喜濡润而主受纳。肝胃之间,木土相克。肝气郁结,易于横逆犯胃,以致中焦气机不畅通,发为胃痛。肝与胃是木土乘克的关系。若忧思恼怒,气郁伤肝,肝气横逆,势必客脾犯胃,致气机阻滞,胃失和降而为痛。肝气久郁,即可出现化火。综合脉症,该患者属于肝胃郁热。六腑以痛为用,通则不痛。《内经》有云"实则泻之,结则散之",故治以疏肝清火,行气止痛,方选柴胡疏肝散合左金丸加减。柴胡疏肝散出自明代张介宾《景岳全书·古方八阵·散阵》卷二十五胁痛篇,方由柴胡、芍药、枳壳、川芎、香附、甘草六味药组成,具有疏肝行气、活血止痛的功效,左金丸由金元时期著名医家朱丹溪创制,其方药精良,朱丹溪强调"凡火盛者,不可骤用凉药,必兼温散",故以苦寒之黄连清泻君相之火,辛温之吴茱萸温中调气佐制,辛开苦降、寒热并用,共奏清泻肝火、降逆止呕之功。两方相合正契合病机。

 病案三

朱某,女,33 岁。

初诊(2020 年 10 月 28 日):主诉胃脘部疼痛不适 2 月余。

近 2 月余来患者天热进食寒凉,遂出现胃脘部疼痛不适,得温痛减,伴腹胀,按之不舒,恶心嗳气,纳食减少,无泛酸烧心等症状,伴有消瘦,乏力,畏寒,经期腹痛加重,忧郁貌,舌淡红,苔薄白,脉细弱。

西医诊断:消化性溃疡。

中医诊断:胃脘痛　脾胃虚寒证。

治则治法:温中健脾,行气止痛。

处方:香砂六君子汤合理中汤加减。生晒参 15 g,茯苓 20 g,炒白术 15 g,生甘草 6 g,陈皮 15 g,姜半夏 12 g,木香 12 g,砂仁 12 g,干姜 12 g,延胡索 20 g,高良姜 12 g。

10 剂,水煎服,一日 1 剂。

二诊(2020 年 11 月 8 日):症状较前有所好转,胃脘部仍怕冷,经期痛,前方加乌药 20 g。

10 剂,一日 1 剂,早晚分服,水煎,饭前温服 400 mL。

按:胃痛为临床常见病证,病机无外寒、热、虚、实四端,该患辨为脾胃虚寒,治疗以香砂六君子汤和理中汤加减。患者年轻女性,平素气虚、乏力,日久则虚寒内生,忧郁则虚而气结,虚寒肠道运行受阻,不通则痛,程应旄曰:"阳之动,始于温,温气得而谷精运,谷气升而中气赡,故名曰理中。实以燮理之功,予中焦之阳也。若胃阳虚,即中气失宰,膻中无发宣之用,六腑无洒陈之功,犹如釜薪失焰,故下至清谷,上失滋味,五脏凌夺,诸症所由来也。参、术、炙草,所以固中州,干姜辛以守中,必假之以焰釜薪而腾阳气。是以谷入于阴,长气于阳,上输华盖,下摄州都,五脏六腑皆以受气矣。此理中之旨也。"理中丸,中医方剂名,出自《伤寒论》。具有温中祛寒,补气健脾之功效。主治脾胃虚寒,自利不渴,呕吐腹痛,不欲饮食,中寒霍乱,阳虚失血,胸痹虚证,病后喜唾,小儿慢惊。方中干姜辛热,温中焦脾胃,助阳祛寒,为君药;人参益气健脾,培补后天之本助运化为臣药;白术健脾燥湿为佐药;炙甘草益气和中,缓急止痛,调和诸药为使药。四药合用,温中焦之阳气,祛中焦之寒邪,健中焦之运化,吐泻冷痛诸症悉可解除,故方名"理中"。而香砂六君子汤由六君子汤加砂仁、木香组成。方中人参、白术、茯苓、甘草益气健脾;半夏、陈皮、砂仁、木香理气化痰。健中有消,行中有补。若脘腹痛甚者,加吴茱萸、高良姜,延胡索,辛、苦、温;能治疗一身上下诸痛,延胡索活血行气,散瘀止痛,两方合用,共奏益气健脾,温中止痛之效。二诊患者仍然有腹痛,参照前方患者畏寒,考虑寒性使然,经期疼痛加重,故加用热性之乌药,行气止痛。

病案四

李某,男50岁。

初诊(2020年2月15日):主诉胃脘胀痛2个月。

患者平素嗜酒,近2个月出现胃脘疼痛,进食后明显,伴腹部胀满,反酸,伴胸闷不适,心烦口苦。血肝功能检查轻度异常,ALT:50 U/L,AST:45 U/L,胃镜检查示:慢性浅表性胃炎伴糜烂。舌淡红,苔薄白,脉弦。

西医诊断:慢性胃炎。

中医诊断:胃脘痛　肝胃不和证。

治则治法:疏肝和胃,清化湿热。

处方:柴胡10 g,炒白芍30 g,炙甘草10 g,枳实10 g,生地20 g,蒲公英30 g,白及10 g,炒苍术15 g,全瓜蒌10 g,薤白10 g,炒川连10 g,干姜10 g,浙贝15 g,乌贼骨30 g(先煎),陈皮10 g。

10剂,代煎,日服2次。

二诊(2020年2月27日):前方服后诸症皆愈。适逢春节饮酒又频,前症复发,宜原方巩固。

14剂,代煎,日服2次。

按:酒客易滋生湿热,致肝胃不和,症见胃痛泛酸,胃黏膜糜烂,肝功能亦受损害,治当疏肝养胃,化湿清热,仲景四逆散疏肝理脾,加清化湿热、制酸护胃之品,10剂即获良效。四逆散出自《伤寒论》"少阴病,四逆,其人或咳,或悸,或小便不利,或

腹中痛,或泄利下重者,四逆散主之"。该方为最早的疏肝经方,药物组成仅柴胡、芍药、枳实、炙甘草四味,组方精简,能疏肝理气、升清降浊、调畅气机、透达郁阳,方中另加白及、海螵蛸制酸护胃,瓜蒌、薤白宽胸理气,干姜、黄连一辛一苦,一寒一热,辛开苦降,通调气机;苍术、浙贝化湿化痰,湿热得清,肝胃和畅,其痛自止。

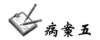 **病案五**

王某,女,68岁。

初诊(2020年4月9日):主诉胃脘冷痛半年。

近半年患者开始出现胃脘冷痛,得温痛减,得食则缓。伴反酸嘈杂,巅顶部及前额部头痛,乏力,纳食稍减,大便不成形,舌淡,苔白,脉缓。

西医诊断:慢性胃炎。

中医诊断:胃脘痛　中焦虚寒证。

处方:炙黄芪30 g,桂枝20 g,炒白芍30 g,炙甘草10 g,生姜10 g,大枣10 g,饴糖30 g(烊冲),炒吴茱萸5 g,炒黄连6 g,炮姜15 g,党参15 g,炒苍术15 g,川芎15 g,白芷10 g。

10剂,水煎服,日服2次。

二诊(2020年12月10日):前方效著,一次即愈。今又复发,伴头痛,前方川芎加至20 g,良姜10 g。

15剂,水煎服,日服2次。

按:如《伤寒论》所云:"太阴之为病,腹满而吐,食不下,自利益甚,时腹自痛。"该患者胃脘冷痛、得温痛减、得食则缓,是为脾胃虚寒证,符合太阴病机。《医宗金鉴》曰:"凡自利而渴者,里有热,属阳也。若自利不渴,则为里寒,属阴也。自利不渴者属太阴,以其藏有寒故也,当温之,宜四逆辈。"该患者时腹自痛,自利不可为里有寒,属太阴病,遵仲景法当温补,故方选黄芪建中汤加减。黄芪建中汤源于《金匮要略》,配方主要有黄芪、桂枝、白芍、生姜等,重在温养脾胃,是治疗虚寒性胃痛的主方,用于气虚里寒,腹中拘急疼痛,喜温熨者。又加左金丸以治嘈杂,加炮姜增强温中散寒之效,加党参、苍术者,补脾燥湿养胃;加川芎、白芷者,增强化瘀止胃痛之效也,且川芎为头痛要药,可兼顾头痛。

 病案六

丁某,女,31岁。

初诊(2020年10月28日):主诉胃脘部疼痛不适1月余。

因胃脘部疼痛不适 1 月余来诊,伴有纳差,乏力,泛酸烧心,遇烦恼则症状加重,胃镜检查示:反流性食管炎,慢性非萎缩性胃炎,舌淡红,苔薄白,脉细弦。

西医诊断:反流性食管炎,慢性非萎缩性胃炎。

中医诊断:胃脘痛　肝胃不和证。

治则治法:健脾理气,清肝泻火。

处方:香砂六君子汤和左金丸加减。生晒参 12 g,茯苓 20 g,炒白术 15 g,甘草 6 g,陈皮 15 g,姜半夏 12 g,木香 12 g,砂仁 10 g,黄连 12 g,吴茱萸 2 g,延胡索 20 g,鸡内金 30 g,炒谷芽 20 g。

10 剂,水煎服,一日 1 剂。

二诊(2020 年 11 月 8 日):胃脘部疼痛及纳差乏力症状较前有所好转,胃脘部仍有隐痛,腹胀,前方加枳壳 15 g,莪术 10 g,石斛 20 g。

10 剂,水煎服,一日 1 剂。

三诊(2020 年 11 月 19 日):胃脘部疼痛已缓解,纳差乏力及腹胀亦明显好转,效不更方,前方再进 10 剂以巩固疗效。

按:患者胃脘部疼痛不适,遇烦恼则症状加重,可知与情志有关,属实证,属肝病,见肝之病,知肝传脾,故患者出现纳差、腹胀等不适,笔者予以健运脾气之香砂六君子汤合清散肝火之左金丸加减;香砂六君子汤自《古今名医方论》卷一引柯韵伯方。具有脾胃气虚,痰阻气滞之功效。主治气虚肿满,痰饮结聚,脾胃不和,变生诸证者。现代常用于胃溃疡、十二指肠溃疡、慢性胃炎、胃下垂、胃肠功能紊乱、支气管扩张、慢性萎缩性胃炎、糖尿病、植物神经功能紊乱性肠病、肾性贫血(本方加味)等属脾胃气虚,痰阻气滞者。方中人参、白术、茯苓、甘草益气健脾;半夏、陈皮、砂仁、木香理气化痰。健中有消,行中有补。左金丸黄连、吴茱萸清肝泻火,降逆止呕,直击肝火犯胃;若脘腹痛甚者,可加高良姜、延胡索、辛、苦、温;能治疗一身上下诸痛,延胡索活血行气,散瘀止痛,鸡内金、炒谷芽健胃消食。全方共奏益气健脾,清肝泻火,行气止痛之效。二诊患者仍有胃脘部隐痛,此为胃阴不足,故用石斛养胃阴,加用枳壳,以助理气化湿,消除腹胀,用莪术以理气化瘀止痛,诸药合用,据机施治,取得理想效果。

 病案七

潘某,女,65 岁。

初诊(2021 年 2 月 10 日):主诉胃脘部疼痛 2 月余。

胃镜检查示:慢性非萎缩性胃炎。平素易怒,刻下胃脘疼痛,腹胀,咽部异物感,口干苦,夜眠欠佳,健忘,易出汗。舌淡红,苔薄白,脉弦。

西医诊断:慢性非萎缩性胃炎。

中医诊断:胃脘痛 肝胃不和证。

处方:柴胡15 g,白芍15 g,炙甘草10 g,枳实15 g,半夏12 g,厚朴15 g,茯苓15 g,生姜10 g,苏梗15 g,玄参20 g,桔梗10 g,人参10 g,石菖蒲10 g,远志10 g,浮小麦30 g。

7剂,代煎,日服2次。

二诊(2020年2月17日):前方服后诸症皆轻。时有胃脘部疼痛,偶有泛酸。前方加延胡索20 g,海螵蛸30 g。

14剂,代煎,日服2次。

按:清代《医宗金鉴》:"咽中有炙,谓咽中有痰涎,如同炙肉,咯之不出,咽之不下者,即今之梅核气病也,此病得于七情郁气,凝涎而生……此症男子亦有,不独妇人也。"七情郁结,肝失疏泄,肝气犯胃故胃脘疼痛,腹胀;口干苦是为少阳肝气不疏证,综上所述,该患者属于痰气交阻,肝胃不和,宜理气祛痰,疏肝和胃,故予以半夏厚朴汤合四逆散加减。其中半夏厚朴汤出自《金匮要略》:"妇人咽中如有炙脔,半夏厚朴汤主之。"古人用之治疗"梅核气",现代多用其来治疗咽神经官能症、慢性咽炎。四逆散(柴胡、芍药、枳实、甘草)透邪解郁,疏肝健脾,使邪去郁解,气血条畅,则腹胀及胃脘部疼痛可缓解,合用专治梅核气的半夏厚朴汤行气散结,降逆化痰,配用玄参桔梗汤滋阴清热则咽部异物感及口干苦症状减轻;人参、茯苓、石菖蒲、远志即开心散可安神、补气、利湿化浊,睡眠欠佳及健忘可改善。再以浮小麦益气敛汗改善汗出症状。二诊时偶有泛酸及胃脘部疼痛,加用海螵蛸、延胡索以增强制酸,护胃止痛。

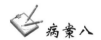 病案八

胡某,女,32岁。

初诊(2020年11月2日):主诉胃脘部隐痛半年。

胃脘隐痛,喜温喜按,劳累或受凉后易发,空腹痛甚,得食则缓,舌淡,苔白,脉迟缓。考虑脾胃虚寒,失于温养。

西医诊断:慢性胃炎。

中医诊断:胃脘痛 脾胃虚寒证。

治则治法:温中健脾,和胃止痛。

处方:黄芪建中汤加减。桂枝10 g,白芍20 g,生姜12 g,大枣15 g,炙甘草6 g,黄芪30 g,白及12 g,海螵蛸20 g,延胡索20 g,饴糖20 g,人参12 g,白术15 g,茯苓20 g,陈皮15 g,乌药15 g。

10剂,水煎服,一日1剂。

二诊(2020年11月12日):胃脘隐痛有所好转,进食欠佳,时有泛吐清水。前方加谷芽30 g,干姜10 g,法半夏10 g。

10剂,水煎服,一日1剂。

按:胃脘隐痛,喜温喜按,劳累或受凉后易发,属脾胃虚寒证,空腹痛甚,得食则缓是为溃疡,故予以甘温缓急之黄芪建中汤合制酸止痛、敛疮生肌之品,其中黄芪建中汤出自汉代的《伤寒杂病论》,该方重在温养脾胃,是治疗虚寒性胃痛的主方,用于气虚里寒,腹中拘急疼痛,喜温熨者。方中黄芪补中益气;桂枝、生姜温脾散寒;芍药、甘草、饴糖、大枣缓急止痛;白及、海螵蛸制酸护胃;人参、白术、茯苓、甘草即四君子汤补气健脾,陈皮、乌药、延胡索理气和胃止痛。二诊,时有泛吐清水,纳差,加用法半夏、干姜温胃化饮,谷芽健胃消食。

 病案九

张某,女,59岁。

初诊(2020年9月13日):主诉胃脘部胀痛半月。

近日应酬较多,现胃脘胀痛,嗳腐吞酸,时有恶心感,大便不爽,舌红,苔黄腻,脉滑数。

西医诊断:消化不良。

中医诊断:胃脘痛　饮食积滞证。

治则治法:消食导滞,和胃止痛。

处方:保和丸和小承气汤加减。炒山楂20 g,炒莱菔子20 g,炒神曲20 g,姜半夏12 g,茯苓20 g,连翘20 g,生大黄10 g(后下),炒枳实15 g,厚朴20 g,甘草6 g,木香12 g,鸡内金30 g,陈皮10 g。

7剂,水煎服,一日1剂。

二诊(2020年9月20日):胃脘胀满疼痛明显好转,仍时有嘈杂泛酸。前方加白及12 g,海螵蛸20 g。

按:《脉因证治》:"夫中脘有饮则嘈,有宿食则酸。食后噫酸、吞酸者,皆食证。"该患者胃脘胀痛,嗳腐吞酸属食积阻碍胃降,致使反酸、恶心,另其胃降不畅故大便不爽,故宜用消食通导之法,方选保和丸合小承气汤加减,保和丸出自《丹溪心法》卷三:"保和丸,治一切食积。"现代还常用于急慢性胃炎、急慢性肠炎、消化不良、婴幼儿腹泻等属于食积内停积滞者。而小承气汤更是治疗阳明实证经典名方,二方合用共奏消食导滞,和胃止痛之效。方中:神曲、山楂、莱菔子、鸡内金消食导滞,茯苓、半夏、陈皮和胃化湿,连翘散结清热,大黄、枳实、厚朴、木香通腑行气,甘草调和诸药。二诊时症状已明显好转,时有嘈杂泛酸,予以白及、海螵蛸制酸护胃。

胃痞案

病案一

王某,男,64 岁。

初诊(2020 年 3 月 6 日):主诉胃脘部胀满不适 1 年余。

患者因饮食不规律,饮酒过度,近一年出现胃脘痞满、滞胀,时有灼热,口苦口干,乏力,大便干,胃镜检查:胆汁反流性胃炎伴糜烂伴萎缩神疲消瘦,舌淡,苔薄黄,脉细。此脾胃虚弱,瘀毒内聚。

西医诊断:慢性萎缩性胃炎。

中医诊断:胃痞病 脾胃虚弱,瘀毒内蕴证。

治则治法:健脾益气,清泻瘀毒。

处方:自拟方。生黄芪 30 g,太子参 20 g,莪术 10 g,白花蛇舌草 30 g,蒲公英 30 g,丹参 20 g,玄参 30 g,当归 20 g,仙鹤草 30 g,焦大黄 10 g,生白术 30 g,炙甘草 10 g。

14 剂,水煎服,日服 3 次。

二诊(2020 年 6 月 20 日):前方服后,诸症基本消除。今因饮食不慎,又见胃脘及胸膈灼热,烧心,伴高血压,舌红,苔薄黄,脉弦。此痰火,肝经郁热。宜前方去玄参、黄芪,加全瓜蒌 10 g,炒川连 10 g,姜半夏 10 g,炒栀子 15 g。

14 剂,水煎服,日服 3 次。

按:脾胃素虚,运化无力,湿食痰浊停滞中焦,日久蕴毒致瘀,症见胃脘痞滞,灼热便干,乃胃热津枯,瘀毒互结之象。方中生黄芪、太子参、生白术、炙甘草健脾养胃,益气和中;其中生白术者,炒用乃健脾燥湿第一圣药,生用则可润肠通便,生津液,治疗脾虚津亏,脾不能为胃行其津液之老年气血亏虚便秘者,用量应达到 30 g,少用则无此功效。加当归、黑玄参、焦大黄增加其养血润肠、推荡之功;莪术、白花蛇舌草、蒲公英者,针对胃黏膜萎缩而设,取其化瘀清热解毒之效;仙鹤草更是一药多用,又名脱力草,补虚作用较强,与黄芪、党参、白术同用可健脾益气;与当归、熟地同用可补血养血止血,二诊时痰火内扰,肝经郁热,予以小陷胸汤和栀子清化痰热。

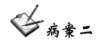 病案二

刘某,女,43岁。

初诊(2019年4月2日):主诉胃脘胀满不适1年余。

患者近一年疲劳过度,饮食不规律,遂出现进食后胃脘部胀满不适,不思饮食,倦怠乏力,大便溏薄,面色萎黄,失眠多梦,两目干涩,既往有"缺铁性贫血"病史。舌淡,苔白,脉细弱。辨证属虚劳病脾气虚范畴,予以补气健脾,养血安神之剂。

西医诊断:慢性胃炎,缺铁性贫血。

中医诊断:胃痞病　脾胃亏虚证。

治则治法:健脾益气,养血安神。

处方:归脾汤加减。西洋参12g,炒白术12g,茯苓20g,桂圆肉10g,黄芪15g,当归12g,木香10g,远志12g,酸枣仁30g,炙甘草5g,大枣10g,白芍20g,菊花15g,枸杞子10g,谷芽30g。

10剂,水煎服,一日1剂。

二诊(2019年4月12日):乏力纳差有所好转,夜眠有所改善,两目干涩亦较前减轻,大便仍不成型。前方将炒白术加量至20g,另加炒山药30g,炒薏仁30g。

10剂,水煎服,一日1剂。

三诊(2019年4月22日):诸症皆轻,效不更方,原方再近10剂。

按:脾胃为后天之本,气血生化之源,脾虚失健,生化乏源可见脘腹胀满,不思饮食,倦怠乏力,面色萎黄,失眠多梦等诸多不适。方选归脾汤加减,该方原载于宋·严用和的《济生方》,多用来治疗心神不宁、气血亏虚、脾不统血之出血症,现代临床常用于血小板减少性紫癜、神经衰弱、脑外伤综合征、功能性子宫出血等属于心脾两虚者。汪昂在《医方集解·补养之剂》中曰:"此手少阴、足太阴药也。血不归脾则妄行,参、术、黄芪、甘草之甘温,所以补脾;茯神、远志、枣仁、龙眼之甘温酸苦,所以补心,心者,脾之母也。当归滋阴而养血,木香行气而舒脾,既以行血中之滞,又以助参、芪而补气。气壮则能摄血,血自归经,而诸症悉除矣。"另该患者目干涩,此为脾胃不足而化生气血受阻,血不养肝所致,予以白芍、菊花、枸杞子补肝肾以明目,谷芽健胃消食。二诊仍有大便不成形,加重炒白术量,并加用炒山药、炒薏仁健脾渗湿以止泻。

 病案三

李某,男,81岁。

初诊(2020年11月2日):主诉腹胀、腹泻5天。

患者5天前出现腹胀、腹泻、水样便,5～6次/日,腹痛,恶心干呕,纳差,不欲饮食,2020年10月31日亳州市中医院行肝胆脾胰、盆腔CT提示:肝右叶钙化灶,左肾囊肿,前列腺钙化灶,考虑十二指肠降段憩室,请结合临床;双侧腹股沟多发小淋巴结。血常规:正常。门诊拟"胃肠功能紊乱,不全性肠梗阻可能"收入。患者曾有阑尾炎手术病史,肠梗阻病史。刻下:患者脘腹痞满,时有隐痛,恶心干呕,腹泻3～4次/日,大便稀溏,睡眠尚可,近期体重未见明显增减。腹部未扪及包块,腹壁柔软,舌淡胖,苔白腻,脉细。患者脾胃受损,气机逆乱,水热互结,脾胃升清降浊功能失司,故腹胀呕吐腹泻等,以生姜泻心汤加减以辛开苦降,寒温同调,开结除痞。

西医诊断:胃肠功能紊乱,不全性肠梗阻可能。

中医诊断:胃痞病　水热互结证。

治则治法:和胃降逆,行水消痞。

处方:生姜泻心汤加减。生姜12 g,干姜3 g,黄芩9 g,酒黄连3 g,姜半夏9 g,党参9 g,大枣9 g,白芍9 g,蜜甘草6 g,麸炒枳壳15 g。

3剂,水煎服,每日2次,一日1剂。

二诊(2020年11月5日):患者脘腹痞满仍有,腹泻渐止,呕吐不明显,纳食稍增,舌淡,苔白腻,脉滑。

西医诊断:胃肠功能紊乱,不全性肠梗阻可能。

中医诊断:胃痞病　寒热互结证。

治则治法:寒热平调,消痞散结,燥湿健脾。

处方:半夏泻心汤加减。清半夏10 g,黄芩9 g,干姜9 g,酒黄连3 g,党参9 g,蜜甘草6 g,厚朴15 g,麸炒苍术10 g。

5剂,水煎服,每日2次,一日1剂。

5剂服完,患者痊愈出院。

按:患者年迈,曾行腹部手术,胃肠功能紊乱,不全性肠梗阻,腹胀腹痛、呕吐腹泻症状突出,输液治疗效果不明显,先后以生姜泻心汤和半夏泻心汤加减以恢复脾胃功能而获效。痞证是心下痞塞,病因为或医者误下或由疾病本身传变而来,由虚、寒、热、痰、饮、食积、气、病人气郁、饮食不节等病理因素作用人体而构成痞。代表方剂泻心汤类方,虽均为脾胃不和之痞证,但侧重不同。该患初诊因胃气虚冷,水谷不化,邪郁生热,寒热互结,胃气壅滞,故胃脘痞满。气机升降失常,上逆则为呕,脾土虚弱,水气不化下趋则便溏。治疗重点应散水气之痞结,并补中州之虚弱,故以生姜为君药,用量最大,辅以半夏以宣泄心下之水气,人参、大枣补益中州之虚,干姜、甘草以温里寒,黄芩、黄连以泄痞热,加白芍,以合甘草缓急止痛。枳壳宽中行水。二诊腹泻渐止,水邪渐除,仍有气机升降失调,故以半夏泻心汤寒热平调,消痞散结,正如王旭高所说:"半夏泻心汤治寒热交结之痞,故苦辛平等;生姜泻心汤治水与热结之痞,故重用生姜以散水气。"

 病案四

冯某,男,36 岁。

初诊(2019 年 4 月 2 日):主诉胃脘胀满不适半年。

半年前开始出现胃脘胀满不适,食后尤甚,疼痛不显,伴烧心、嘈杂,伴饥饿感,时有呃逆,眠差,无明显反酸,大便溏。胃镜检查示:慢性浅表性胃炎活动期,Hp 阳性。曾服用多种西药,中成药,症状反复。舌质红苔薄黄腻,脉细。综合脉症,该患者脾虚胃弱,纳运无权,痰气交阻,虚实寒热错杂,气机升降失和,当以寒热同调,虚实兼顾,以复脾胃升降之功。

西医诊断:慢性浅表性胃炎活动期。

中医诊断:胃痞病　寒热错杂证。

治则治法:辛开苦降,消痞导滞。

处方:半夏泻心汤加减。姜半夏 9 g,干姜 2 g,炒黄芩 10 g,炒川连 6 g,党参 10 g,陈皮 10 g,茯苓、神各 20 g,枳壳 6 g,竹茹 10 g,甘草 6 g,谷、麦芽各 20 g,白术 9 g,生牡蛎 15 g。

7 剂,水煎服,一日 1 剂。

二诊(2019 年 4 月 10 日):服药后胃脘胀满明显改善,烧心、嘈杂、饥饿感好转,睡眠安,仍纳呆,时有呕吐呃逆,无明显反酸,大便溏。舌质红苔薄黄,脉沉细。上方去生牡蛎,加石菖蒲 9 g、苏梗 9 g。续服 7 剂。

三诊(2019 年 4 月 20 日):服药后胃脘胀满明显好转,无烧心、嘈杂、饥饿感,无呕吐呃逆,睡眠安,纳谷香,不反酸,二便正常。舌质淡红苔薄,脉沉细。守二诊方去黄芩,加百合 15 g。连服 7 剂。

四诊(2019 年 4 月 28 日):诸症皆除,继服三诊方 10 剂巩固疗效。

按:患者心下痞满,但满而不痛,不拒按,食后饱胀不适却无疼痛,眠差,脉细,乃脾胃虚弱、中气不足之胃痞;又烧心、嘈杂、饥饿感明显,时有呃逆,舌质红苔薄黄,脉沉细,存有寒热互结之证。符合半夏泻心汤主治之中气虚弱基础上出现的寒热互结之痞证。半夏泻心汤即小柴胡汤去柴胡、生姜,加黄连、干姜而成,变和解少阳之剂而为调和寒热之方。此方出自《伤寒论》,为寒热平调、散结除痞之剂,主治寒热互结之痞证。该患者烧心,嘈杂,眠不安,时有呃逆,舌质红苔薄黄,脉沉细弦,兼有胆胃不和,痰热内扰之象,故佐以温胆汤清胆和胃。以上诸药合用,辛开苦降,寒热平调,则胀满可除,呕止眠安,结消痞去。

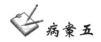病案五

梁某,女,77岁。

初诊(2020年11月8日):主诉胃脘部胀满1月余。

患者于1月前因饮食不规律开始出现胃脘部胀满,不思进食,恶心欲吐,头晕乏力,大便费力,西医检查示:胃糜烂,胆汁反流性胃炎,予西沙比利、泮托拉唑等口服无效,遂来寻求中医诊治。望其神清,精神差,情绪低落,消瘦,面色萎黄,声低气怯,舌质淡暗,苔白腻,诊脉弦细无力。综合四诊,该患当为脾虚中气下陷,清阳不升,浊阴不降变生诸症。

西医诊断:胆汁反流性胃炎,胃糜烂。

中医诊断:胃痞病　脾虚下陷,痰浊中阻证。

治则治法:补中益气,升清降浊。

处方:生晒参10 g,麸炒白术15 g,陈皮10 g,当归10 g,升麻6 g,柴胡6 g,绿萼梅10 g,麸炒枳壳15 g,姜竹茹15 g,郁金10 g,炒谷芽30 g,炒麦芽30 g,姜半夏8 g。

7剂,水煎服,一日1剂。

二诊(2020年11月15日):胃脘部胀满减轻,纳食明显增加,但口干口苦,睡眠不佳,考虑有痰热内蕴,故加黄连清热燥湿,远志、茯苓神养心安神。

处方:生晒参10 g,麸炒白术15 g,陈皮10 g,当归10 g,升麻6 g,柴胡6 g,绿萼梅10 g,麸炒枳壳15 g,姜竹茹15 g,郁金10 g,炒谷芽30 g,炒麦芽30 g,姜半夏8 g,酒黄连3 g,炙远志15 g,茯苓神15 g。

三诊(2020年11月25日):诸症基本消失,遵效不更方,继续二诊方巩固治疗。

按:本案因胆汁反流性胃炎出现胀满,不能进食,曾服用多种西药罔效,患者情志抑郁,几欲自杀,以中药补中益气汤合温胆汤加减治愈。胃痞病是指心下痞塞,胸膈满闷,触之无形,按之不痛、望无胀大。发病和加重常与饮食、情绪、起居、冷暖等诱因有关。乃中焦气机阻滞,升降失和而成。如《素问·六元正纪大论篇》云:"太阴所至为积饮否隔。"又如《素问·病机气宜保命集》云:"脾小能行气于肺胃,结而不散则为痞。"胃痞的病机有虚实之分,实与外邪入里,饮食停滞,痰湿阻滞,肝郁气滞等有关;虚即中虚不运,责之脾胃虚弱。实邪之所以内阻,多与中虚不运,升降无力有关;两者常常互为因果。脾胃虚弱素体脾胃虚弱,中气不足,或饥饱不匀,饮食不节,或久病损及脾胃,纳运失职,升降失调,胃气壅塞,而生痞满。《兰室秘藏·中满腹胀》所论述的因虚生痞满:"或多食寒凉,及脾胃久虚之人,胃中寒则胀满,或脏寒生满病。"综合脉症,该患属于虚实夹杂痞证,脾胃虚弱,中气不足为本,痰湿中阻

为标,治以补中健脾,燥湿化痰,升清降浊,补中益气汤合温胆汤与病机契合,二诊有郁久化热,痰热扰心,加黄连组成黄连温胆汤,补中益气基础清化痰热,并配以安神,患者得以痊愈。

 病案六

田某,女,69岁。

初诊(2020年6月23日):主诉胃脘部胀满嘈杂不适1月余。

患者既往有慢性肾炎、糖尿病、失眠等病史,长期口服多种药物,近一月患者出现胃脘部胀满,嘈杂不适,灼热感,口干口苦,呃逆,心烦寐差,乏力纳食减少,大便费力,既往史:胃糜烂,胆汁反流性胃炎,望其神清,消瘦,舌质红,苔中间黄厚腻,有裂纹,诊脉细数,综合四诊,该患为胃痞病,虚实夹杂,脾胃湿热,气阴不足,治以补虚泻实,调整中焦气机为宜。

西医诊断:胆汁反流性胃炎,胃糜烂,慢性肾炎,2型糖尿病。

中医诊断:胃痞病　脾阴不足,湿热内蕴证。

治则治法:益气养阴,清化湿热。

处方:太子参15 g,麦冬15 g,石斛15 g,白芍10 g,佛手12 g,酒黄连6 g,姜竹茹15 g,麸炒苍术10 g,藿香10 g,炒谷芽30 g,炒麦芽30 g,炒神曲10 g,代赭石12 g,炒酸枣仁20 g,蜜甘草6 g。

共7副,每副400 mL,一日1剂,早晚分服,水煎,饭前温服,400 mL饮片。

二诊(2020年7月5日):病史同前。诸症减轻,心烦寐差,神情,消瘦,舌质红,苔薄腻,脉细,湿浊渐消,气阴不足,肝火扰神,上方去麸炒苍术、藿香、代赭石,加茯神30 g,琥珀3 g,以平肝安神,共7副,一日1剂,早晚分服,水煎,饭前温服。

三诊(2020年7月17日):病史同前,仍有口苦,睡眠差,舌红,苔少,中间黄腻,脉细数,上方加藿香10 g,以芳香化湿。

处方:太子参15 g,麦冬15 g,石斛15 g,白芍10 g,佛手12 g,酒黄连8 g,姜竹茹15 g,茯神30 g,茯苓15 g,炒谷芽30 g,炒麦芽30 g,炒神曲10 g,琥珀3 g,炒酸枣仁25 g,藿香10 g。

共7副,每副400 mL,一日1剂,早晚分服,水煎,饭前温服,400 mL饮片。

按:该案老年患者,久患慢性胃病,虚实夹杂,既有气阴不足,又有湿热蕴脾,治疗以既养胃阴,又清化湿浊,取得明显效果。《中医内科学》将痞满定义为"是由于中焦气机阻滞,升降失常,出现以胸腹痞闷胀满不舒为主症的病证"。本病多见于西医的胃食管反流病,食管炎,慢性非萎缩性胃炎,糜烂性胃炎,慢性萎缩性胃炎,胃下垂,胃肠肿瘤,消化道肿瘤术后等。本案患者西医诊断为胆汁反流性胃炎,糜烂性胃炎,形瘦口干口苦,乏力纳差,心烦寐差,舌红有裂纹,一派气阴亏虚之象。阴液不足,易生内热,热郁气滞,影响脾胃运化,脾运失健,又加重气机阻滞,痰浊内生,肝胃郁热嘈杂口苦。治疗上以太子参、麦冬、石斛、白芍益气养阴,要做到滋中有疏,寓通于补,如此既能消痞又能养阴,是标本兼治之举,故加佛手以行气疏肝、姜竹茹、麸炒苍术、藿香清热化湿,白芍滋阴养血柔肝;黄连、竹茹、代赭石清肝泻火、降逆止呕;炒谷芽 30 g,炒麦芽 30 g,炒神曲 10 g 健脾开胃,酸枣仁养血安神。二诊、三诊湿浊减轻,肝火扰神,故去温燥之麸炒苍术,加琥珀、茯神以平肝安神。

病案七

刘某,女,48 岁。

初诊(2019 年 11 月 27 日):主诉乳腺癌术后腹胀、寐差 1 月余。

2019 年 10 月患者因乳腺癌术后出现眠差,多梦,夜间口干多饮,多汗,头晕,腹胀乏力,纳可,面色萎黄,小便频,大便费力,质软,舌淡黯苔薄白,脉细。四诊分析乃脾胃受损,化源不足,心失所养,故不寐。治以补脾益气,以滋生化之源,充养心血,补中益气汤加减。

西医诊断:慢性胃炎,乳腺癌术后,睡眠障碍。

中医诊断:胃痞病　脾胃气虚证。

治则治法:补中益气,养血安神。

处方:生晒参 10 g,黄芪 15 g,白术 10 g,茯神 30 g,炙甘草 8 g,升麻 6 g,柴胡 6 g,当归 10 g,陈皮 15 g,酸枣仁 25 g,丹参 10 g。

14 剂,水煎服,一日 1 剂。

二诊(2019 年 12 月 15 日):服药 2 周后,眠差明显改善,自觉平和,仍觉口干渴,前方加生地养阴生津,滋潜相火,再进药 2 周。

诸症明显减轻,继续以归脾丸口服调养。

按:患者患恶疾术后,元气亏虚,脾胃受损,《脾胃论》中提到,"脾胃是元气之本","内伤脾胃百病由生"。头晕腹胀大便费力,因脾胃衰弱,运转无力,升降紊乱,清阳不升,胃气不降。脾胃虚,生化之源不足,故血虚不能上奉于心,心失所养,致心神不安,心血不静,可成不寐脾气虚弱,无力摄津生津,以致夜间口干多饮。舌质淡黯,乃气虚血瘀之象。治以健脾和胃,益气升阳。方拟补中益气汤加减。原方加茯神 30 g,酸枣仁 25 g 以增强运脾之力,宁心安神,加丹参 30 g 以活血化瘀。服药 2 周后,眠差明显改善,自觉平和。二诊于前方加生地养阴生津,滋潜相火,再进药 2 周而获痊愈。该案患者既有胃部疾病,又有情志疾病,先以理中汤合温中汤,健脾化痰,解郁安神,后以柴胡加龙骨牡蛎汤加减。

病案八

陈某,女,68 岁。

初诊(2020 年 11 月 11 日):主诉腹胀反酸伴纳差、心烦 3 天。

患者 3 天前出现胃脘部痞满不适,腹胀反酸,纳差,在当地医院就诊治疗(具体用药不详),症状无明显好转,为求进一步诊治,特来我院就诊。病程中患者胃脘部痞满不适,腹胀反酸,进食寒凉明显,无恶心呕吐,不欲饮食,易激惹,焦虑状态,夜寐不安,畏寒肢凉,二便无殊,患者既往曾诊断为抑郁症。近期体重未见明显增减。舌淡胖,苔白,脉弦滑。综合四诊患者中焦虚寒,胆气郁结,运化失职,痰浊内生,上扰心神,治以温中化痰,和胃利胆,镇心安神。

西医诊断:慢性胃炎,抑郁症。

中医诊断:胃痞病　中焦虚寒,胆郁痰扰证。

治则治法:温中健脾,化痰解郁。

处方:理中汤合温胆汤加减。生晒参 10 g,茯苓,10 g,干姜 10 g,蜜甘草 6 g,陈皮 10 g,姜半夏 10 g,砂仁 6 g,麸炒枳实 15 g,姜竹茹 15 g,合欢花 20 g,生龙骨 15 g(先煎),生牡蛎 15 g(先煎),茯神 30 g。

5 剂,水煎服,一日 1 剂。

二诊(2020 年 12 月 16 日):患者腹胀反酸症状较前好转,进食稍增,今日自诉与家人生气,胸闷口苦,全身瘫软无力,心烦不寐,背部发热,下肢麻木沉重,感觉异常,焦虑状态,大便干,舌质淡胖偏暗,苔白腻,脉弦。患者目前以少阳不和,心胆不宁,阳明有热,故治疗改用柴胡加龙骨牡蛎汤加减。

西医诊断:抑郁症。

中医诊断:郁证　少阳气郁,热扰心神证。

治则治法:和解少阳,镇惊安神。

处方:柴胡加龙骨牡蛎汤加减。柴胡 12 g,黄芩 5 g,清半夏 6 g,桂枝 5 g,党参 6 g,生姜 5 g,生龙骨 5 g(先煎),生牡蛎 5 g(先煎),大枣 6 g,茯苓 5 g,煅磁石 6 g(先煎),生大黄 3 g(后下),炒酸枣仁 10 g。

5 剂,水煎服,一日 1 剂。

按:该案既有胃部疾病,又有情志疾病,互相结果,先以理中汤合温中汤,健脾化痰,解郁安神,后以柴胡加龙骨牡蛎汤加减,患者初诊以胃脘胀满,不思饮食,畏寒肢冷,心烦不寐为主证,舌淡胖,苔白,脉弦滑,符合脾胃虚寒,胆郁痰扰,故以理中汤温中健脾和胃,温胆汤加减化痰解郁,利胆和胃。二诊脾胃虚寒诸症有减,表现以情志症状为主,患者既往西医曾诊为抑郁症,其与中医的"郁病"相类似,其发病与个人体质、外界环境及情志因素密切相关,而中医多认为由情志不调,气机不畅,气郁而致病,故以柴胡加龙骨牡蛎汤为基础方进行治疗。柴胡加龙骨牡蛎汤有和解少阳、通阳泄热、重镇安神之功,在临床应用中非常广泛,具有化饮、理肝、和荣卫、助升降、和肝胆、调阴阳、镇惊止悸等功效。柴胡加龙骨牡蛎汤的几个比较特征的临床表现,在临床上见之,即可用柴胡加龙骨牡蛎汤。几个特征要素:① 胸胁苦满;② 精神神经症状,易惊谵语;③ 心烦,睡眠欠佳;④ 出汗多,饥不欲食;⑤ 大便偏硬。该患基本符合,加酸枣仁以养心安神。全方配伍,以达和解少阳、镇惊安神、通腑泄热的效果。

腹　痛　案

病案一

陈某,男,47岁。

初诊(2020年6月2日):主诉腹胀、腹痛3天。

患者于3天前进食冷饮后出现腹部胀满、疼痛,伴见腹冷欲呕,大便不畅,口不渴,舌淡,苔白,脉沉,既往有阑尾炎病史,腹部平片示:肠胀气,气液平面。

西医诊断:阑尾炎术后、不完全性肠梗阻。

中医诊断:腹痛　太阴寒实证。

治则治法:攻下冷积。

处方:予以温脾汤加味。党参20 g,炮附子15 g(先煎),干姜15 g,炙甘草10 g,当归30 g,生大黄10 g(后下),莱菔子30 g,槟榔30 g,红藤30 g,败酱草30 g,川朴15 g,枳实10 g。

3剂,水煎服,日服2次。

二诊(2020年6年12日):大便已通,腹痛减轻,呕吐亦止。原方干姜改良姜10 g,生大黄改为8 g,枳实改枳壳15 g。

7剂,水煎服,日服2次。

按:腹满而痛,食不下,自利益甚,是为太阴,该患者无自利反便秘,结合舌淡苔白,可知不是阳明病而是太阴实寒病,太阴虚寒,治宜温补之法,太阴实寒治宜温通之法,故宜寒温并用之温脾汤加减,《备急千金要方》的温脾汤,是为攻下冷积,温补而设,杨从鑫不喜芒硝的峻泻,故改换成降气破滞的莱菔子、槟榔,加川朴、枳实又是小承气汤,红藤、败酱草活血消肿,化瘀止痛。全方共奏温中散寒、活血化瘀、行滞破积、润肠通腑之效。此案应属急腹症,腑气已通,疼痛呕逆自止。

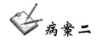

病案二

韩某,女,35岁。

初诊(2019年4月12日):主诉腹部胀满、疼痛1月余。

近期工作压力大,劳累熬夜,饮食不规律,遂见腹部胀满、疼痛1月余,乏力神疲,伴口干、口苦。进食尚可,二便尚调。肝功能检查示:ALT:115 U/L,AST:65 U/L,r-GT:245 U/L。肝胆彩超:未见明显异常。面色萎黄,舌红,苔黄,脉弦滑。

西医诊断:急性肝炎。

中医诊断:腹痛　肝胆湿热证。

治则治法:清肝利胆。

处方:茵陈30 g,炒栀子15 g,焦大黄10 g,柴胡10 g,黄芩15 g,姜半夏10 g,党参15 g,当归15 g,五味子10 g,垂盆草30 g,生黄芪30 g,炒白术15 g,茯苓15 g。

7剂,代煎,日服2次。

二诊(2019年4月26日):今查肝功能已全部正常。乏力、神疲及口干、口苦亦明显好转,宜原方巩固。

7剂,代煎,日服2次。

按:烦劳则伤元气,熬夜则损阴血,气血阴阳俱损故见乏力神疲。气阴两虚,肝失所养,肝胆郁火交炽而起,所以又伴口干、口苦也。故取仲景茵陈蒿汤合小柴胡汤清肝利胆,调畅肝脾,健运中州;加当归养血养肝,五味子《神农本草经》言其"主益气,咳逆上气,劳伤羸瘦,补不足,强阴,益男子精",在此用于强阴敛精;垂盆草、茯苓祛湿降浊,黄芪、白术健脾益气。两周之内,肝功能恢复正常,乏力口苦之症明显减轻。

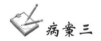 病案三

林某,女,52岁。

初诊(2019年4月12日):主诉腹中胀痛2月。

患者近2月受凉后出现腹中胀痛,胃部怕凉,喜热食,易怒,郁闷,口苦,嗳气,大便干燥。胃镜检查示:慢性浅表性胃炎,伴胃角糜烂。舌红有齿痕,苔黄腻,脉弦。

西医诊断:慢性浅表性胃炎。

中医诊断:腹痛　肝郁脾虚,湿阻气滞证。

治则治法:清肝利胆,健脾除湿,行气止痛。

处方:柴胡10 g,黄芩10 g,姜半夏15 g,党参20 g,炙甘草10 g,炒苍白术各15 g,川朴15 g,陈皮10 g,莪术15 g,枳实10 g,焦大黄10 g,当归15 g,仙鹤草30 g。

7剂,代煎,日服3次。

二诊(2019年4月27日):前方效著,仍有口干,前加石斛20 g。

7剂,代煎,日服3次。

三诊(2019年5月5日):症状均明显好转,伴脱发。前方去枳实、焦大黄、川朴,加制何首乌、川芎。

14剂,代煎,日服3次。

按:肝属木,脾属土,肝木克脾土。肝气不舒,横行犯胃,致胃气不畅,故见脘腹疼痛,口苦易怒,嗳气频作,故用柴平汤加减。柴平汤即《伤寒论》的小柴胡汤合《和剂局方》中的平胃散而成。该方见于《景岳全书》,功用和解少阳,祛湿和胃,针对肝郁脾虚,湿阻气滞的胃脘胀痛、口苦、嗳气较为贴切。大便干燥,又加用大黄、枳实、厚朴即小承气汤以理气通便,加用当归、莪术、仙鹤草养血活血,改善循环针对糜烂而设。肝藏血,发为血之余,患者脱发,又加用何首乌、川芎以养血乌发。

病案四

郭某,男,58岁。

初诊(2020年7月30日):主诉腹痛1月。

近1月患者贪凉饮食,出现腹部疼痛明显,遇寒痛甚,腹部胀满,手足不温,口淡不渴,纳食减少,大便溏,舌淡,苔白腻,脉沉紧。

西医诊断:急性胃肠炎。

中医诊断:腹痛 寒邪内阻证。

治则治法:散寒温中,理气止痛。

处方:良附丸合正气天香散。高良姜12 g,香附20 g,乌药20 g,陈皮15,沉香5 g,木香12 g,延胡索20 g,小茴香12 g,砂仁12 g(后下),炙甘草6 g,青皮12 g,吴茱萸10 g。

7剂,水煎服,一日1剂。

二诊(2020年8月7日):腹痛较前好转,效不更方,前方再进10剂。

按:腹痛明显,遇寒痛甚,手足不温乃寒邪直中太阴,方选温运脾胃之剂——良附丸合正气天香散加减,正气天香散为辛温理气之剂,清汪切庵认为其方药辛温以解郁散寒,气调而血和,自无疼痛之患。方中乌药辛温,行气疏肝,散寒止痛,青皮疏肝破气,木香、陈皮、砂仁、香附、延胡索理气止痛,吴茱萸、小茴香、沉香暖肝散寒,高良姜散寒止痛,诸药皆辛温芳香之品,合用以加强乌药行气散寒之功。

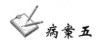

病案五

范某,女,20岁。

初诊(2021年11月27日):主诉反复腹痛、腹泻1年。

近1年反复腹痛、腹泻,多于进食油腻和情绪紧张明显,伴有腹部冷感,肛门坠胀,大便溏薄且夹有黏液,每日2～3次。患者曾在亳州市人民医院行纤维肠镜检查,诊为肠道多发性息肉,大小数十枚。病理示直肠管状-绒毛状腺瘤,部分腺体中-重度异型增生。一年内已先后5次在内镜下行息肉切除,并服中药百十剂。但息肉增生,反复发作,屡摘屡长,切而不尽。伴有伴腹胀肠鸣、乏力、口苦、肢冷,因前治少效,腹痛加忧虑,遂前来我院就医,面色晦暗,舌质红,苔白腻,脉细弦。据症分析,此乃痰瘀凝滞,寒热错杂,息肉着生。予乌梅丸法施治,以观其效。

西医诊断:肠易激综合征。

中医诊断:泄泻 寒热错杂证。

治则治法:缓肝调中,温下清上。

处方:乌梅10 g,细辛3 g,肉桂3 g(后下),酒黄连3 g,盐黄柏10 g,当归10 g,党参片15 g,干姜8 g,黑顺片8 g(先煎),蜜甘草6 g,白术10 g,炒白芍10 g,陈皮10 g,防风10 g。

共7副,每副400 mL,一日1剂,早晚分服,水煎,饭前温服,400 mL饮片。

二诊(2021年12月17日):药后腹痛减轻,大便渐已成形,黏液少见。患者在其他门诊照原方再进7剂,患者仍有肢冷,腹痛腹泻基本消失,但患者主诉自觉下肢有不自主抖动,舌红,舌苔薄白,脉细弦。考虑有阴虚风动,遂故减细辛,加大白芍用量到20 g,养阴息风,易肉桂为桂枝以温经通阳。

处方:乌梅10 g,桂枝10 g,酒黄连3 g,蜜甘草6 g,盐黄柏10 g,当归10 g,党参片15 g,干姜8 g,黑顺片8 g(先煎),白术20 g,炒白芍10 g,防风10 g,陈皮10 g,大枣10 g。

三诊(2021年12月27日):患者按原方未动,每月复诊取药一次,症状进一步改善,腹已不痛,大便成形,无黏液。食纳正常,舌质红,苔薄白,脉细弦。近日曾行肠镜检查示:慢性直肠炎,未见肠道息肉;病理检查无异型增生。仍仿乌梅丸法加减,以资巩固。

按:本案患者慢性腹痛、腹泻,肠镜证实为肠道多发性息肉,患者虽经内镜摘除,但反复再生,切而不尽,一年内复发5次,属于肠癌前高危人群,痛苦不堪。目前西医除外科手术或内镜下摘除外,尚无特殊药物治疗。《灵枢·肛胀篇》曰:"寒气客于肠外,与卫气相搏,气不得荣,因有所系,癖而内着,恶气乃起,息肉乃生",首次提出"息肉"的概念及其成因。本案所治,属肠腑痰瘀凝滞、寒热错杂之证,方选乌梅丸加减。方中乌梅用量独重,除酸敛涩肠外,尤有"化痔消息肉"之功。《神农本草经》谓其能"去死肌、除黑痣、蚀恶肉"。《本草逢源》说它"恶疮胬肉,如烧灰研敷,恶肉自消"。除乌梅丸方药外,方中痛泻要方扶土抑木,缓急止泻。经乌梅丸加减施治,患者屡发频发之腺瘤样息肉未再出现,肠道异型增生消失,随访息肉治愈。乌梅丸为仲景治疗蛔厥之方,又主久利。古方新用,对于肠道息肉的防治,亦颇具疗效。

腹　胀　案

病案一

李某,男,45岁。

初诊(2020年9月30日):主诉腹胀,大便干结半月。

患者有痔疮病史,有高血压病、高脂血症、慢性阻塞性肺疾病等病史,近半月出现腹胀,口干口苦,大便干结,睡眠差,饮食一般,活动后胸闷不适,双下肢肿胀,平素易急躁。舌质红,苔黄腻,脉弦滑。

西医诊断:胆囊炎。

中医诊断:腹胀　胆腑郁热。

治则治法:疏肝解郁,泻热通腑。

处方:大柴胡汤合桂枝茯苓丸加减。柴胡18 g,酒大黄10 g,枳壳20 g,黄芩15 g,姜半夏12 g,白芍15 g,桂枝15 g,茯苓15 g,桃仁15 g,牡丹皮15 g,生白术20 g,当归12 g,川芎8 g,泽泻15 g。

7剂,水煎服,一日1剂。

二诊(2020年10月7日):口干口苦及大便干结均较前好转,腹胀有所减轻,前方加陈皮15 g,香附10 g,以增强理气除胀。

7剂,水煎服,一日1剂。

按:该患者腹胀,口干口苦,大便干结半月为主诉,属少阳阳明合病,予大柴胡汤加减;大柴胡汤,出自距今2000多年的《金匮要略》。为表里双解剂,具有和解少阳,内泻热结之功效。主治少阳阳明合病。现代临床常用于治疗急性胰腺炎、急性胆囊炎、胆石症、胃及十二指肠溃疡。方中柴胡专入少阳,疏散透达半表之邪,黄芩味苦性寒,善清少阳半里之郁热;大黄入阳明,泻热通腑,枳实行气破结,与大黄相合,可内泻热结,行气消痞;白芍养阴柔肝,半夏和胃降逆,大柴胡汤疏透清解与行气通腑合用,乃和解与泻下两法并用之剂。桂枝温通血脉而行瘀滞,茯苓渗湿利下以助瘀血下行,兼益脾气,二药相伍又能化气行湿而降浊,桃仁、当归、川芎、牡丹皮化瘀活血,兼清瘀热,生白术、泽泻健脾利水,且生白术可助通便。

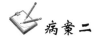 病案二

田某,女,49 岁。

初诊(2020 年 2 月 13 日):主诉胸胁胀满 1 月。

患者近一月生气后出现脘腹连及胸胁胀满,口苦而干,平素性情急躁易怒,嘈杂吞酸,大便秘结,舌红,苔黄,脉弦数。

西医诊断:胆囊炎。

中医诊断:腹胀　肝胃不和。

治则治法:疏肝泻火,理气和胃。

处方:丹栀逍遥散加减。柴胡 10 g,枳壳 20 g,郁金 10 g,香附 10 g,绿萼梅 15 g,当归 10 g,白芍 15 g,白术 15 g,茯苓 15 g,牡丹皮 10 g,栀子 10 g,龙胆草 3 g,酒大黄 10 g。

10 剂,水煎服,一日 1 剂。

二诊(2020 年 2 月 23 日):脘腹胸胁胀满、口干苦有所好转,仍时有嘈杂吞酸,大便干燥。前方加黄连 12 g,吴茱萸 2 g,火麻仁 30 g。

10 剂,水煎服,一日 1 剂。

按:肝失调达,疏泄失常,故以气机郁滞不畅为先,气郁日久可进而化火。患者脘腹胸胁胀满,口苦而干,平素性情急躁易怒,此典型肝气郁结化火之象,肝藏血,肝火旺易致血热,方选清疏肝气之丹栀逍遥散加减,逍遥散原方出自《太平惠民和剂局方》,功用疏肝解郁、健脾和营,现代常用于慢性肝炎、肝硬化、更年期综合征、经前期紧张症、盆腔炎等证属肝郁血虚脾弱者,方中柴胡、郁金、枳壳、绿萼梅、香附疏肝解郁,当归、白芍养血柔肝,白术、茯苓健脾祛湿,牡丹皮、栀子清肝泻火。龙胆草、酒大黄泻热通腑。清·叶天士指出,肝木郁而致酸。《景岳全书发挥》曰:"木气为金气收敛,木不得伸越,郁而为酸,用辛热之药散其收敛之性,木遂其性而酸自止,此治吞酸之大法,亦从治之理,乃治标之道也。"二诊时仍时有嘈杂吞酸,大便干燥,故辛苦并用,投以黄连、吴茱萸清散肝火,降逆止呕;加用火麻仁润肠通便。

泄 泻 案

病案一

王某,女,67岁。

初诊(2019年3月24日):主诉腹泻5年。

患者既往有结肠炎多年。反复腹泻,时轻时重,曾多方治疗疗效一般。刻下大便时干时稀,带脓血。腹中痛,伴畏寒,舌红,苔薄白,脉弦滑。

西医诊断:慢性结肠炎。

中医诊断:泄泻　肝郁脾虚,湿热内蕴证。

治则治法:疏肝健脾,清利湿热。

处方:生晒参12 g,炒苍白术各15 g,茯苓20 g,广木香10 g,炙甘草10 g,炒白芍30 g,防风10 g,陈皮10 g,黄芩10 g,炒川连10 g,葛根30 g,生地榆15 g,炒薏仁30 g,生黄芪20 g,莲子20 g。

7剂,水煎服,日服2次。

二诊(2019年4月1日):前方大便改善,但睡眠欠佳,前方加茯神20 g,远志15 g。

7剂,水煎服,日服2次。

三诊(2019年4月8日):大便已成形,腹痛已止,睡眠改善,纳食欠佳,宜前方加炒二芽各20 g。

14剂,水煎服,日服2次。

四诊(2019年4月22日):大便已成形,腹痛已止,进食改善,原方巩固。

20剂,水煎服,日服2次。

按:患者结肠炎久治不愈,就诊时脓血便,腹中痛,畏寒,诊断为肝郁脾虚,湿热积滞大肠,热重则干,湿胜则稀,古称滞下,属脾虚标实,当健脾祛实,故以生晒参、苍白术、茯苓、炙甘草、生黄芪、炒薏仁、莲子健脾补中气兼能祛湿,《证治要诀·痢》曰:"痢疾古名滞下,以气滞成积,积之成痢。治法当以顺气为先,须当开胃,故无饱死痢病也。"故投以木香顺气;该患者畏寒,有表证之嫌,故配合仲景治疗太阳阳明合病,协热下痢的葛根黄芩黄连汤,腹痛而泄,当属土虚木乘,选《丹溪心法》的痛泻要方。多方组合乃症情之所需,方中生晒参、黄芪、苍白术、茯苓、莲子、薏仁、炙甘草是针对脾虚来的;葛根黄芩黄连汤是针对湿热滞下来的;痛泻要方以调肝理脾是针对腹痛来的;加地榆以清热止血。

 病案二

雷某,男,59 岁。

初诊(2020 年 8 月 13 日):主诉反复腹泻 6 年余。

患者近 6 年来稍进食生冷油腻食物则大便次数增多,质稀,进食欠佳,形体消瘦,食后脘闷不舒,面色萎黄,神疲倦怠,夜眠差,腰酸怕冷,舌淡胖,苔白,脉沉细。

西医诊断:慢性结肠炎。

中医诊断:泄泻 脾肾两虚证。

治则治法:健脾补肾,涩肠止泻。

处方:参苓白术散和四神丸加减。生晒参 12 g,茯苓 20 g,炒白术 20 g,生甘草 6 g,陈皮 15 g,砂仁 12 g,炒山药 30 g,莲子 30 g,炒扁豆 30 g,薏苡仁 30 g,吴茱萸 10 g,酸枣仁 30 g,茯神 20 g,赤石脂 15 g,肉豆蔻 15 g,补骨脂 15 g,乌梅 20 g。

7 剂,水煎服,日服 2 次。

二诊(2020 年 8 月 20 日):腹泻有所好转,进食及睡眠较前改善,原方继服:14 剂。

按:《素问阴阳应象大论》云:"湿胜则濡泻。"又见《金匮要略》云:"脾虚则鹜溏。"故应健脾祛湿,方选参苓白术散加减,参苓白术散首见于《太平惠民和剂局方》卷三。原文云:"参苓白术散治脾胃虚弱,欲食不进,多困少力,中满痞噎,心松气喘,呕吐泄泻,及伤寒咳嗽。此药中和不热,久服,养气育种,醒脾悦色,顺正辟邪。"湿性黏滞,病情易反复,然参苓白术散药性平和,恰合久泄病机。另该患者久病及肾,终致脾肾两虚。加投四神丸合参,方中人参、白术、茯苓、甘草补气健脾,山药、莲子、扁豆、薏仁助茯苓、白术健脾渗湿止泻,陈皮、砂仁醒脾理气宽胸,肉豆蔻、补骨脂温阳补肾,吴茱萸助阳止泻,乌梅、赤石脂涩肠止泻,酸枣仁、茯神养心安神。

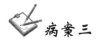 病案三

于某,男,51 岁。

初诊(2020 年 10 月 20 日):主诉腹泻、口干口苦、右胁肋区疼痛半个月。

腹泻,口干口苦,右胁肋区疼痛半个月,饮食稍差,小便略黄,睡眠差。舌淡红,苔薄黄微腻,脉弦滑。

西医诊断:急性肠炎。

中医诊断:泄泻　肝热脾寒证。

治则治法:清肝温脾。

处方:拟柴胡桂枝干姜汤加减。柴胡 18 g,桂枝 12 g,干姜 10 g,黄芩 15 g,牡蛎 15 g(先煎),天花粉 20 g,甘草 10 g,炒白术 20 g,炒白芍 10 g,防风 10 g,陈皮 15 g。

7 剂,水煎服,一日 1 剂。

二诊(2020 年 10 月 27 日):腹泻及口干口苦明显好转,胁肋部疼痛减轻,睡眠仍欠佳,前方加酸枣仁 20 g,茯神 20 g,以养心安神。

7 剂,水煎服,一日 1 剂。

按:太阴之为病,腹满而吐,食不下,自利益甚;另患者口干口苦明显,如仲景云:有柴胡证,但见一证便是,不必悉具。故该病机当属太阴少阳合病,上热下寒,予柴胡桂枝干姜汤加减;该方出自《伤寒论》"伤寒五六日,已发汗而复下之,胸胁满,微结,小便不利,渴而不呕,但头汗出,往来寒热,心烦者,此为未解也,柴胡桂枝干姜汤主之"。刘渡舟教授用此方常抓其少阳病有阴证机转这一特点,患者腹泻明显,当属太阴病机转;方中柴胡、黄芩清肝利胆,干姜、甘草温补脾阳,桂枝则有交通寒热阴阳的作用。临床应用时,便溏重者,重用干姜,减轻黄芩用量;口苦重者,加重黄芩用量,减轻干姜用量。患者苔微腻,合用胜湿燥湿的痛泻要方,使得湿去痛止而不伤阴。

 病案四

程某,女,41 岁。

初诊(2020 年 9 月 11 日):主诉腹痛腹泻伴白细胞减少半年。

患者半年来反复腹痛腹泻,情绪改变、饮食油腻可诱发,无里急后重,有时脓血,确诊为溃疡性结肠炎。曾口服免疫制剂:柳氮磺氨嘧啶患者半年前感冒后出现白细胞减少,经治疗曾一度恢复正常,但不久无明显原因再次检查白细胞较低,停服西药。现腹痛腹泻,最多 5～6 次,无脓血,伴乏力,纳食尚可,四肢凉。有望其神情,形体偏瘦,舌淡,苔薄,诊脉弦细。综合四诊资料,该患肝气郁结,脾气亏虚,木乘土虚,故腹痛腹泻,脾虚生化无权则白细胞减少。

西医诊断:溃疡性结肠炎。

中医诊断:泄泻　肝气乘脾证。

治则治法:补土抑木,益气养血。

处方:四逆散合痛泻要方加减内服。麸炒白术 10 g,炒白芍 10 g,防风 10 g,陈皮 10 g,柴胡 12 g,郁金 15 g,蜜甘草 6 g,生晒参 10 g,麸炒枳壳 15 g,煨葛根 20 g,

生姜 10 g。

15 剂,水煎服,一日 1 剂。

二诊(2020 年 10 月 1 日):病史同前。腹泻较前减少,但近两日有脓血,舌淡红,苔薄,脉弦。考虑土虚木乘,湿热内蕴。治以补土扶木,清热利湿止泻。

处方:麸炒白术 10 g,炒白芍 10 g,陈皮 10 g,防风 10 g,煨葛根 20 g,黄芩 8 g,酒黄连 6 g,生甘草 10 g,炒白扁豆 20 g,石斛 15 g,马齿苋 15 g。

共 10 副,每副 400 mL,一日 1 剂,早晚分服,水煎,饭前温服,400 mL 饮片。

三诊(2020 年 10 月 20 日):腹泻腹痛明显减少,无脓血,纳食一般,白细胞较前稍升。缓者治本,予扶土抑木,健脾益气治疗,以痛泻要方合参苓白术散加减治疗。

处方:麸炒白术 10 g,炒白芍 10 g,陈皮 10 g,防风 10 g,煨葛根 20 g,党参 10 g,茯苓 15 g,炒山药 15 g,生薏苡仁 30 g,炙甘草 6 g,大枣 15 g,白扁豆 15 g。

共 15 副,每副 400 mL,一日 1 剂,早晚分服,水煎,饭前温服。

按:溃疡性结肠炎为西医临床痼疾,多以免疫制剂制剂治疗,副作用较大,且易影响白细胞。本案以痛泻要方为基本方,以调和肝脾,并根据病情变化,或治标为主,或治本为主,取得较好疗效。溃疡性结肠炎属中医的"痢疾""泄泻""便血"等范畴,本病病位在肠,与肝、脾、胃、肠等脏腑有关。初起多因情志不畅,肝气郁结,犯及脾胃而致,该病反复发作,后期可呈本虚标实之候。该患者初诊腹痛腹泻反复发作,与情绪有关,乏力纳差,白细胞减少,符合肝郁脾虚之证,故以痛泻要方治之。该方出自《丹溪心法》,为调和肝脾经典方剂,《医方集解·和解之剂》:"此足太阴、厥阴药也。白术苦燥湿,甘补脾,温和中;芍药寒泻肝火,酸敛逆气,缓中止痛;防风辛能散肝,香能舒脾,风能胜湿,为理脾引经要药。陈皮辛能利气,炒香尤能燥湿醒脾,使气行则痛止。数者皆以泻木而益土也。"二诊患者出现脓血,肠道湿热,急者治标,故方中加葛根芩连汤清利湿热。病情缓解后又以痛泻要方合参苓白术散疏肝理气,健脾渗湿治其本。

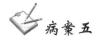 病案五

李某,男,74 岁。

初诊(2019 年 9 月 3 日):主诉腹泻 2 月余。

患者既往身体尚可,近 2 月因饮食不规律,出现腹泻,日行 2～3 次,质稀,舌黄,进食油腻明显,有时口干欲饮,伴脘腹胀满,肠鸣腹痛,泻后痛减,舌红,苔根部黄腻,脉弦细。

西医诊断:肠易激综合征。

中医诊断:泄泻 土虚木乘,肠道湿热证。

治则治法:扶土抑木,清热渗湿。

处方:白术 15 g,炒白芍 5 g,陈皮 15 g,防风 10 g,茯苓 15 g,太子参 15 g,枳壳 10 g,白扁豆 20 g,莲子 30 g,炒薏苡仁 30 g,炒山药 30 g,煨葛根 15 g,黄芩 8 g,石斛 15 g。

5 剂,水煎服,一日 1 剂。

二诊(2019 年 9 月 10 日):患者腹泻有减,但有初头硬后便溏,舌红,苔根部黄腻,脉弦细。效不更方,原方继服 5 剂。

三诊(2019 年 9 月 17 日):患者腹泻渐止,有时腹胀,纳食不香,舌淡红,苔根部黄腻,脉细。考虑脾胃虚弱,运化无权,故益气健脾,行气消食。

处方:生晒参 10 g,茯苓 15 g,生白术 15 g,炙甘草 6 g,厚朴 15 g,砂仁 6 g(后下),白扁豆 15 g,黄连 6 g,石斛 15 g,麸炒枳壳 10 g,谷芽 30 g,烫鸡内金 20 g。

水煎服,一日 1 剂。

按:《素问·阴阳应象大论篇》曰:"清气在下,则生飧泄","湿胜则濡泻",泄泻病机关键脾虚湿盛,脾失健运,大小肠传化失常,升降失调,清浊不分,其病位在肠道,但与脾胃肝肾关系密切,综合该患年迈,饮食失调,脾胃虚弱,肝气乘脾,湿热内蕴,呈虚实夹杂之势,治以扶土抑木,健脾止泻,清热渗湿,以痛泻要方、参苓白术散、葛根芩连汤加减应用。泄泻止后,缓则治本,予健脾益气,行气消食以善后。

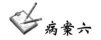 病案六

罗某,男,36 岁。

初诊(2019 年 9 月 10 日):主诉腹泻半年余。

患者为国企高管,平素饮酒较多,精神压力较大,偏胖,近半年每遇受寒或进食不慎易发腹泻,质软,每日 2~3 行,泻后自觉舒服,无肠鸣、腹痛等症状,畏寒,纳食睡眠尚调。脱发,神情,面色红润,舌暗淡,苔浊腻,脉小滑。此为脾运不良,湿邪阻滞,拟用痛泻要方以扶土泻本。

西医诊断:慢性结肠炎。

中医诊断:泄泻　脾虚湿盛证。

处方:苍术 12 g,白术 12 g,陈皮 10 g,炒杭白芍 20 g,防风 10 g,砂仁 10 g(后下),炒川连 3 g,炒薏米 30 g,焦山楂 10 g,桂枝 6 g,藿梗 12 g,佩梗 12 g,姜甘草 5 g。

15 剂,水煎服,一日 1 剂。

另配成药参苓白术散。嘱:桑葚 10 g,泡水代茶饮。

二诊(2019 年 9 月 30 日):患者无畏寒,腹泻稍有好转,舌暗淡,苔腻,脉小滑,

上方去桂枝、藿梗、佩梗,加炒山药30 g、炒扁豆30 g、煨葛根15 g,以健脾渗湿,升阳止泻。

处方:苍术12 g,白术12 g,陈皮10 g,炒杭白芍20 g,防风10 g,砂仁10 g(后下),炒川连3 g,炒薏米30 g,焦山楂10 g,炒山药6 g,炒扁豆30 g,煨葛根15 g,姜甘草5 g。

15剂,水煎服,一日1剂。

按:泄泻一证,久病者多为脾虚湿盛,临床多以参苓白术散治之,而本案以痛泻要方加减扶土抑木,健脾渗湿取效。《景岳全书·泄泻》曰:"若饮食失节,起居不时,以致脾胃受伤,则水反为湿,谷反为滞,精华之气不能输化,乃致合污下降而泻痢作矣。""凡遇怒气便作泄泻者,必先以怒时夹食,致伤脾胃,故但有所犯,即随触而发,此肝脾二脏之病也。盖以肝木克土,脾气受伤而然。"说明泄泻一证可以脾虚湿盛,亦可由土虚木乘所致。徐老认为,腹痛,泻后舒服,是"滞下",无腹痛则脾虚。该患者无明显腹痛为脾虚所致,病机为脾虚湿阻。方用痛泻要方似乎不妥,因规范化的教科书中,脾虚用参苓白术散、痛泻用痛泻要方。但临床实践中常需考虑到多重因素、脏腑间相互关系,如脾虚每多木来乘,健脾同时亦需泻木以辅之,并非发生"痛泻"才用痛泻要方。中医没办法强调规范,规范有时没法应付复杂多变的临床实践跟名师学习重要之处正在于此!

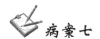 病案七

刘某,男,80岁。

初诊(2021年1月19日):主诉反复泄泻5年。

患者反复泄泻5年,发作时脓血便,以脓为主,进食油腻明显诱发,现患者大便无脓血,稀便,3～4次/日,肛门灼热,久治不愈,口苦,口中黏腻,腹胀,纳差,舌淡红,苔厚腻,脉滑。

西医诊断:溃疡性结肠炎。

中医诊断:泄泻 湿热留滞中焦证。

治则治法:健脾、清热、化湿止泻。

处方:葛根芩连汤合温胆汤加减。陈皮15 g,生薏苡仁30 g,炒白扁豆30 g,炒山药30 g,清半夏10 g,姜竹茹15 g,酒黄芩8 g,酒黄连6 g,煨葛根20 g,蜜甘草8 g,佩兰10 g。

7剂,水煎服,一日1剂。

二诊:患者目前腹泻减轻,现以胸胁胀满,口苦,饮食差为主,舌淡红,苔黄腻,脉滑,患者目前表现少阳证为主,故治疗改用小柴胡汤加减。

处方：柴胡 12 g，黄芩 9 g，姜半夏 10 g，党参 9 g，陈皮 10 g，生姜 10 g，炙甘草 6 g，煨葛根 30 g，黄连 6 g。

按：该案为慢性肠炎患者，缓解期表现慢性腹泻，以中焦湿热内盛为主，治仍以化湿清热为主，后又以和解少阳、健脾化湿治疗，取得疗效。本例因感受外邪，或被饮食所伤，或情志失调，或脾胃虚弱，或脾肾阳虚等原因引起的以排便次数增多，粪便稀溏，甚至泄如水样为主证的病证，治以除湿健脾，调和肠胃。方中陈皮、半夏燥湿健脾、脾健则湿邪得化，佩兰芳香化湿，白扁豆、薏苡仁、山药补益脾胃，兼以渗湿止泻，葛根辛甘而凉，入脾胃经，既能解表退热，又能升阳脾胃清阳之气而治下利，黄连、黄芩清热燥湿、止泻，甘草甘缓和中，调和诸药。二诊患者以胸胁苦满，口苦，纳差为主，符合上阳病，"但见一证便是，不必悉具"，改小柴胡汤加减，和解少阳，佐健脾燥湿止泻。

鼓 胀 案

张某,男,51岁。

初诊(2014年10月10日):主诉反复腹胀3年,再发伴纳差、乏力5天。

患者自2011年初,因长期酗酒后出现"腹胀、纳差、乏力"来我院门诊检查后被诊断为:"酒精性肝硬化,失代偿期",即入住我院肝病科,查肝功能异常,予保肝、抗炎、抗纤维化等治疗,病情好转而出院。此后一直未戒酒,不定期复查肝胆B超,多次提示为肝硬化、腹水,曾多次入院治疗。至2014年7月在酗酒后因出现肝硬化失代偿期并腹水、急性肾功能不全再次入我科,后又转至南京军区南京总医院治疗。此次于2014年10月5日于大量饮酒后再次出现腹胀,经休息未见好转,为求系统检查与治疗,再入我科住院。体格检查:慢性病容,面色晦暗。肝掌阳性,各部位浅表淋巴结无异常,全身皮肤无黄染。巩膜稍黄染。胸廓对称,无畸形,双肺呼吸音清,未闻及干湿性啰音,心律齐,心音可,各瓣膜听诊区未闻及病理性杂音。腹部膨隆,无压痛及反跳痛,移动性浊音阳性。脾肋下约4 cm,质韧,无压痛,墨菲征阴性。双下肢无水肿。辅助检查:血常规,WBC 3.07×10^9/L、GRAN 1.93×10^9/L、GRAN% 62.7%、RBC 4.22×10^{12}/L、PLT 69×10^9/L、Hb 123 g/L。肝功能:ALT 77 U/L、AST 55 U/L、TP 67.7 g/L、ALB 38.3 g/L、TBIL 139.5 μmol/L、DBIL 19.6 μmol/L。肾功能:正常。电解质:K 3.63 mol/L、Na 142 mol/L、CL 106 mmol/L、Ca 2.25 mol/L。心肌酶:CK 112 U/L、LDH 195 U/L、CK-MB 38 U/L。B超提示:肝硬化,脾大,胆囊炎性改变,腹水。望诊:舌质暗,苔薄,切诊:脉细涩。

西医诊断:酒精性肝硬化,失代偿期,腹水,脾功能亢进。

中医诊断:鼓胀 肝脾血瘀证。

治则治法:活血化瘀,行气利水。

处方:桃仁15 g,红花15 g,当归12 g,生地黄12 g,川芎12 g,赤芍15 g,柴胡12 g,桔梗9 g,牛膝12 g,甘草10 g,枳壳9 g。

7剂,水煎服,一日1剂,早晚温服。

二诊(2014年10月18日):患者服上方7剂后,腹胀、乏力症状较前明显改善,饮食转佳,无发热、恶心、呕吐症状,舌质淡暗,苔薄,脉弦涩。继续以活血化瘀,健脾行气利水为治则,上方加用元胡12 g以理气行血;厚朴12 g,桑白皮12 g,以行气利尿;黄芪30 g;炒白术15 g,以健脾护胃,以防过度行气化瘀伤正。

处方:桃仁15 g,红花15 g,当归12 g,生地黄12 g,川芎12 g,赤芍15 g,柴胡12 g,桔梗9 g,牛膝12 g,甘草10 g,枳壳9 g,元胡12 g,厚朴12 g,桑白皮12 g,炒白术15 g,黄芪30 g,大枣12 g,甘草5 g,山茱萸12 g。

上方7剂,水煎服,一日1剂,早晚温服。

三诊(2014年10月25日):患者腹胀症状较前明显改善,无乏力,胁腹刺痛症状,无明显汗出,无发热,无咳嗽、咳痰,无胸痛、胸闷,无恶心呕吐,无皮肤瘙痒,夜眠可,二便正常。10月25日复查腹部B超提示:肝硬化,脾大,无明显液性暗区。血常规:WBC 3.89×10^9/L、GRAN 1.99×10^9/L、GRAN % 52.1%、RBC 4.72×10^{12}/L、PLT 108×10^9/L、Hb 136 g/L。肝功能:ALT 39 U/L、AST 42 U/L。肾功能、电解质正常。予以鳖甲煎丸长期服用。

按:本病辨病为鼓胀,鼓胀则因肝、脾、肾三脏失调致气滞、血瘀、水饮停聚腹中,以腹胀大如鼓为特征的病证,严重者亦可见双下肢浮肿,甚则全身浮肿,皮色多苍黄,腹壁多有青筋暴露。病因主要是酒食不节,情志所伤,久病黄疸、积证、血吸虫侵袭,劳倦过度,脾虚等。方用桃仁、红花、当归、川芎、赤芍活血化瘀;牛膝祛瘀血,通利血脉,引瘀血下行。柴胡行气疏肝,升达清阳,桔梗开宣肺气,载药上行,枳壳行气宽中,又可合枳壳一升一降,开胸行气,使气行则血行;生地凉血清热,合当归又能养阴润燥,使祛瘀而不伤阴血。山茱萸,甘、酸、温,归肝肾经,本品性温,味酸入肝补肝。张锡纯云:"其性不但补肝,而兼能通利气血可知;甘草调和诸药。合而用之使瘀去气行,则诸证可愈。"血瘀经闭、痛经者,可去桔梗,加香附、益母草等活血调经止痛;胁下有痞块,属血瘀者,可加郁金、丹参以活血祛瘀,消化积,如大便色黑,可加三七、侧柏叶等化瘀止血;若瘀血严重,有明显外伤史者,应以逐瘀为主,方选复元活血汤加减。经过中医综合治疗,患者腹水完全消退,腹胀腹痛症状明显改善,治疗效果较理想。

呃 逆 案

张某,男,66 岁。

初诊(2018 年 4 月 20 日):主诉呃逆,睡眠差 1 月。

患者有吸烟史,平素急躁易怒,近一月自觉气上冲胸,呃逆,腰膝酸软,手足汗出,寐差,纳可,口干欲饮,夜尿频数,大便正常,舌红,苔黄厚腻,中有裂痕,脉弦,综合脉症,该患系肝气横逆、胃失和降所致,拟予镇逆和胃、交通心肾为治。

西医诊断:膈肌痉挛。

中医诊断:呃逆 肝气犯胃证。

治则治法:镇逆和胃,交通心肾。

处方:姜竹茹 10 g,枳壳 15 g,橘络 20 g,石斛 15 g,煨益智仁 15 g,代赭石 12 g,姜半夏 10 g,黄连 5 g,肉桂 1 g,灯芯草 3 g,酸枣仁 25 g。

上方 10 剂,一日 1 剂,水煎服。

二诊(2018 年 5 月 18 日):呃逆、气上冲胸好转,睡眠可,仍有腰膝酸软,晨起脚底麻木感,口干不欲多饮,小便清长,大便黏滞。舌质淡红,苔根厚腻,脉来弦滑,右尺略浮,前方有效,稍加增删,继以图之。

处方:姜竹茹 10 g,枳壳 15 g,橘络 20 g,石斛 15 g,鸡血藤 20 g,代赭石 12 g,杜仲 20 g,黄连 5 g,肉桂 1 g,木瓜 15 g,酸枣仁 25 g,杏仁、桃仁各 10 g。

上方 10 剂,一日 1 剂,水煎服。

三诊(2018 年 7 月 20 日):患者病情反复,时有呃逆,心下痞塞,纳食不馨,口干喜热饮,腰膝酸软,神疲乏力,足跗水肿,大便难下,两日一行,舌淡红,苔中厚腻,脉来弦滑,予以芳香化浊,降逆和胃,以观其效。

处方:姜竹茹 10 g,枳壳 15 g,橘络 20 g,石斛 15 g,煨葛根 25 g,绿梅花 20 g,姜半夏 10 g,黄连 3 g,丹参 15 g,檀香 6 g,酸枣仁 25 g,谷芽 25 g,荷叶梗 10 g。

上方 10 剂,一日 1 剂,水煎服。

半月电话随访,病已愈。

按:呃逆的病因有饮食不当,情志不遂,脾胃虚弱等,与肝胆、脾胃等脏腑密切相关。该患者平素急躁易怒,肝气犯胃,故呃逆,气上冲胸,纳食不香,脉弦,苔黄厚腻。腰膝酸软,手足汗出,寐差,纳可,口干欲饮,夜尿频数,舌红,心肾不交,虚火上炎。治以黄连温胆汤,辛开苦降,和胃降逆,代赭石平肝降逆,石斛养阴和胃。黄连配肉桂有交泰丸之义,交泰丸的组方原理取自《周易》六十四卦泰卦"天地交而万物通"之论,在"天地交泰"基础上引申出"交通心肾"。阴阳失乖,水火不济,人病失眠,可与交泰丸。药方取黄连苦寒,入少阴心经,降心火,不使其炎上;取肉桂辛热,入少阴肾经,暖水脏,不使其润下;寒热并用,如此可得水火既济。三诊应用檀香、煨葛根芳香化浊、醒脾和胃之功,荷叶梗,苦平,有清热解暑、理气化湿之功,国医大师徐经世先生临床应用此药体会颇深,每作为热性疾病的药引之用,疗效颇佳。

胁 痛 案

贾某,女,56 岁。

初诊(2021 年 8 月 4 日):主诉胁肋部疼痛半年。

系因为"胸闷,胁肋部稍疼痛,乏力,常太息,伴有纳差,腹胀,失眠,多梦,口苦,咽部如有草感,偶有咳嗽,痰少,小便黄,舌淡有齿痕,苔腻,稍黄,脉弦数"就诊。

西医诊断:慢性胆囊炎。

中医诊断:胁痛 肝气郁滞化热证。

治则治法:疏肝解郁,行气化滞。

处方:姜厚朴 10 g,姜半夏 12 g,茯苓 20 g,竹茹 10 g,醋北柴胡 15 g,甘草 20 g,枳实 10 g,红参 9 g,蜜紫菀 15 g,醋香附 15 g,郁金 10 g,熟地黄 15 g,苍术 10 g,栀子 6 g,当归 5 g,白芍 15 g,生姜 10 g。

15 剂,颗粒,一日 1 剂,开水冲,温后服用。

二诊(2021 年 8 月 19 日):自诉上述症状较前明显好转,无明显胁肋部疼痛、乏力,咽部症状也较前好转,但是不服用药物则症状明显,故二诊效不更方,继续前方 15 剂。

按:足厥阴肝经起于大趾丛毛之际……抵小腹,挟胃属肝络胆,上贯膈,布胁肋,循喉咙之后……上注肺。故肝经郁滞则腹胀、胸闷、胁肋部疼痛,咽部如有草感,咳嗽。该患者系肝气郁结,气滞痰凝,痰气交阻于喉,治痰选用黄连温胆汤、治气选用柴胡疏肝散、治痰气结喉选用笔者治咽喉不利常用半夏厚朴汤加减,半夏厚朴汤出自《金匮要略》:"妇人咽中如有炙脔,半夏厚朴汤主之。"古人用之治疗"梅核气",现代多用其来治疗咽神经官能症、慢性咽炎;另该患者舌淡伴有齿痕,女性以血为本,故另加四物汤合参;以疏肝理气之剂共养血柔肝之品合用,使得肝动而不耗血,血足则神安。

胆囊癌发热案

涂某,男,73岁。

初诊(2020年3月30日):主诉恶寒、高热5天。

5天前无明确诱因下出现恶寒、高热,体温最高39℃,服退热药后汗出热退,次日复起,纳差,偶有胁痛,口渴欲饮,小便黄,大便干(平素就便秘),肝胆CT增强扫描检查示:胆囊癌伴肝转移,胆道感染,抗生素治疗效果不佳,望其面色萎黄,神疲,舌红,苔白,诊其脉象虚弦,此为少阳胆腑痼疾,复感外邪,热邪内陷,少阳阳明合病,治当少阳阳明同治。

西医诊断:胆囊癌合并胆道感染,肝转移。

中医诊断:外感发热病　少阳阳明合病。

治则治法:和解少阳,泻热通腑。

方药:柴胡24g,黄芩9g,炒枳实10g,法半夏9g,生姜10g,生甘草9g,西洋参9g,厚朴15g,生大黄6g(后下),火麻仁15g,苦杏仁8g,石膏30g(先煎),白芍15g,

3剂,水煎服,一日1剂。服中药时,同时配米汤一碗食用。

二诊(2020年4月3日):患者发热较前稍降,夜间明显,大便已通,纳食稍增,右胁疼痛,口干,舌红绛,脉虚弦,患者腑气已通,热入血分,故去炒枳实、厚朴、生大黄、火麻仁、苦杏仁,加生地黄15g,赤芍10g,牡丹皮10g,水牛角20g(先煎)凉血清热,土鳖虫10g,郁金15g活血祛瘀止痛。

处方:柴胡24g,黄芩9g,西洋参12g,法半夏9g,生甘草9g,石膏30g(先煎),生地黄15g,赤芍10g,牡丹皮10g,水牛角20g(先煎),土鳖虫10g,郁金15g。

3剂,水煎服,一日1剂。

患者体温继续下降,低热为主,右胁有时疼痛,纳食稍增,有时乏力,口干,大便稍干,舌红,苔少,脉弦细。予养阴清热,行气止痛。

处方:柴胡10g,黄芩9g,北沙参20g,青蒿15g,生甘草9g,生牡蛎30g(先煎),苦杏仁10g,桃仁10g,枳壳15g,丝瓜络20g,土鳖虫10g,郁金15g,白芍15g,谷芽30g。

7剂,水煎服,一日1剂。

患者体温恢复正常,纳食尚可,偶有右胁疼痛,进行西医免疫治疗。

按:《伤寒论》第136条:伤寒十余日,不解,热结在里,复往来寒热者,与大柴胡汤。该患往来寒热,胸胁苦满,心下痞硬,大便不解,脉弦。符合邪入少,阳明里实,正符合大柴胡汤证,吴昆:伤寒阳邪入里,表证未除,里证又急者,此方主之(《医方考》)。本方主治少阳阳明合病,仍以少阳为主。症见往来寒热、胸胁苦满,表明病变部位仍未离少阳;《医方集解》曰:"少阳固不可下,然兼阳明腑实则当下。"方中重用柴胡为君药,配臣药黄芩和解清热,以除少阳之邪;轻用大黄配枳实以内泻阳明热结,行气消痞,亦为臣药。芍药柔肝缓急止痛,与大黄相配可治腹中实痛,与枳实相伍可以理气和血;半夏、生姜和胃降逆,共为佐药。大枣与生姜相配,能和营卫而行津液,并调和脾胃,功兼佐使。总之,本方既不悖于少阳禁下的原则,又可和解少阳,内泻热结,使少阳与阳明合病得以双解,可谓一举两得。同时加石膏以清阳明实热,西洋参以益气生津止渴。二诊大便已通,阳明腑实已解,少阳证仍在,故去枳实、大黄、厚朴、白芍,改用小柴胡汤和解少阳,患者身热夜甚,舌红绛,为热入血分,故加犀角地黄汤以清热凉血,土鳖虫入肝经,有活血止痛、软坚散结之功效。三诊热势大减,表现为余热未尽,阴液耗伤,故予养阴清热,软坚散结,行气止痛以治之,患者诸症基本消失,体力得到恢复,为下一步西医免疫治疗和化疗提供条件。

口 疮 案

病案一

孙某,男,16岁。

初诊(2020年8月20日):主诉口腔溃疡1周。

口腔溃疡,牙龈肿痛,腹胀不适,舌红,苔薄黄,脉滑数。

西医诊断:口腔溃疡。

中医诊断:口疮　胃火上炎证。

治则治法:清胃泻火。

处方:清胃散加减。当归15g,黄连12g,生地20g,牡丹皮12g,升麻12g,生石膏20g,甘草6g,金银花30g,连翘15g,山楂20g,陈皮15g,厚朴20g,砂仁5g,麦冬20g。

7剂,水煎服,日服2次。

二诊(2020年8月27日):口腔溃疡及牙龈肿痛均明显好转,腹胀减轻,大便不成形,前方加谷芽20g,炒白术20g,7剂,水煎服,日服2次。

按:按经络学说来讲,足阳明胃经循行于上齿,手阳明大肠经循行于下齿,该患者牙龈肿痛,舌红,苔薄黄,脉滑数。属阳明实热证,故宜清胃泻火。清胃散出自《兰室秘藏》,功效主治:清胃火,凉血热。现代多用于治疗胃火上攻所致牙痛、牙宣、头痛及口腔溃疡。方中苦寒之黄连直泻胃府之火,升麻清热解毒,升而能散,可宣达郁遏之伏火,有"火郁发之"之意,与黄连配伍,则泻火而无凉遏之弊,升麻得黄连,则散火而无升焰之虞,石膏、金银花、连翘增强清热泻火解毒,胃为多气多血之腑,胃热每致血分亦热,故胃热则阴血亦必受损,故以生地、麦冬凉血滋阴,牡丹皮凉血清热,当归养血和血,山楂、陈皮、厚朴、砂仁消食和胃,甘草调和诸药。

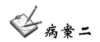病案二

师某,女,71岁。

初诊(2020年6月28日):主诉反复口腔黏膜糜烂3年。

纳差,乏力,反复口腔溃疡,舌淡,苔白,脉细。

西医诊断:复发性口腔阿弗他溃疡。

中医诊断:口疮 脾胃虚弱,虚火上炎证。

治则治法:益气养阴,清热泻火。

处方:四君子汤合三才封髓丹加减。太子参 20 g,白术 15 g,茯苓 15 g,炙甘草 6 g,天门冬 15 g,生地黄 15 g,黄柏 10 g,砂仁 6 g,白茅根 20 g,白及 10 g,海螵蛸 20 g,淡竹叶 15 g,黄芪 30 g。

7 剂,水煎服,一日 1 剂。

二诊(2020 年 7 月 5 日):口腔溃疡明显好转,乏力感减轻,进食仍欠佳,前方加谷芽 20 g,神曲 20 g,以健胃消食。

7 剂,水煎服,一日 1 剂。

按:李东垣曰:"脾胃气虚,则下流于肾肝,阴火得以乘其土位。"阴火上延,熏蒸胃口故口腔溃疡;当补脾去阴火,方选四君子汤合三才封髓丹加减,三才封髓丹出自《卫生宝鉴》,后人常用其治疗遗精早泄、糖尿病、口腔溃疡等病,而四君子汤为中医健脾基础方,二方合用补脾而不燥,清热不凉遏,方中太子参、黄芪、天门冬、生地益气养阴,补气扶正;黄柏坚阴泻火,茯苓、白术补气健脾,砂仁行滞醒脾;淡竹叶上能清心火而除烦,下能利小便而渗湿;白茅根清热生津,利尿通淋,两药合用可引火从小便而出,且不伤阴;白及、海螵蛸抑酸护胃,甘草调和诸药。

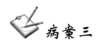 病案三

段某,男,81 岁。

初诊(2020 年 12 月 11 日):主诉纳呆,裂纹舌伴疼痛 1 年余。

患者于 1 年前无明确诱因下出现裂纹舌伴疼痛,进食明显,纳食减少,曾多次在口腔科及中医科治疗,疗效不佳,无关节疼痛,无眼干,伴有口干饮水不多,腰酸,夜尿频,便干。既往有高血压病史,长期口服降压药。望其神清,情绪低落,舌暗红,裂纹舌,无苔,诊脉沉细数。综合四诊,辨为脾胃气虚,肾阴不足,虚火上炎之证,治从脾肾。

西医诊断:灼口综合征。

中医诊断:口疮 气阴两虚,虚火上炎证。

治则治法:滋阴降火,益气补肾。

处方:太子参 10 g,麦冬 15 g,石斛 15 g,生地黄 10 g,山茱萸 15 g,牡丹皮 10 g,生山药 15 g,茯苓 10 g,生白术 10 g,炒白扁豆 30 g,赤芍 10 g,丹参 10 g,白花蛇舌草 30 g,桑螵蛸 15 g。

7剂,水煎服,一日1剂。

二诊(2020年12月12日):诉口腔疼痛有所减轻,腰酸,夜尿频,便干。神清,舌暗红,裂纹舌,无苔,脉沉细数,前方治疗有好转迹象,守原方继续服用7剂,水煎服,一日1剂。

三诊(2021年1月5日):口舌疼痛基本消失,口干以夜间明显,腰酸,夜尿频较前减少,每夜约5次,无乏力,便偏干,神清,舌暗红,裂纹舌,苔光剥根部覆有白苔,脉细数,患者阴虚仍明显,治疗改太子参为北沙参,其他治疗同前。

处方:北沙参15 g,麦冬15 g,石斛15 g,生地黄10 g,山茱萸15 g,牡丹皮10 g,生山药15 g,茯苓10 g,生白术15 g,炒白扁豆30 g,赤芍10 g,丹参10 g,白花蛇舌草30 g,桑螵蛸15 g。

7剂,水煎服,一日1剂。

按:患者无明确诱因出现口疮,以舌中间裂纹明显,伴疼痛,纳食减少,十分痛苦,多方治疗无效,情绪低落,经中医滋阴降火,益气补肾获效。本案裂纹舌,口腔糜烂疼痛,伴有口干,腰酸腰痛,尿频,舌红,脉沉细数等症,实为阴虚火旺、虚火上炎所致。《素问·至真要大论》指出:"诸寒之而热者取之于阴。"治疗之法须遵王太仆的"壮水之主,以制阳光",则火自降而热自除也,予地黄丸合生脉饮加减服用。"舌为脾之外候",舌苔与脾胃关系密切,方中加生白术、生山药、石斛、茯苓以健运脾胃。

下　篇

医论医话

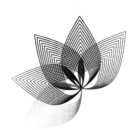

杨从鑫辨治妇女更年期慢性胃脘痛临证经验

慢性胃脘痛系临床常见疾病,以慢性胃炎、十二指肠炎症占多,不少患者还伴有不同程度胃下垂。在慢性胃脘痛患者中,妇女更年期证候以肝胃气滞者为主,治疗有以下特点:

一、治宜疏肝和胃为主

患者发病多以情绪烦躁抑郁为主,临床表现为胃脘痞胀、隐痛,痛及胁、背,胸闷不适,得嗳气则舒,嗳气不遂则脘痛腹胀加重,症状的发作或加重常与情志不畅相关。舌苔薄白,脉象细弦。一般在上腹胃脘部压痛不著,常无固定的痛点,心下及上脘疼痛多于中、下脘,右胁胀满不适或疼痛者多于左胁。

叶天士治疗肝气郁滞的经验"用苦泄热,而不损胃,用辛理气,而不破气,用滑濡燥,而不滋腻"的原则。临床上治法以疏肝和胃为主,在柴胡疏肝散的基础上常需加强理气开郁,常需酌加合欢花、郁金、佛手、绿梅花、刺蒺藜等。凡脘胁痛而兼胸闷不畅、胸膈不利者,紫苏梗为必需之品。苏梗疏肝和胃而宽胸膈、开郁气,实为肝胃气滞证之良药,不必以"辛温"而畏避之。若嗳气频多者,可用沉香或檀香、青皮等降逆顺气,嗳气不遂而脘痞胀痛加重者,可加木蝴蝶、桔梗与枳壳相配,调升降气机。麦芽健胃消滞,又能疏肝,配鸡内金、陈皮、建曲等调和胃气,增进食欲。临证常合柴胡疏肝散,方中有白芍、甘草,亦寓芍药甘草汤意,酸甘相合,入肝胃。对更年期妇女胃病脘痛,肝胃不和之证而无湿阻兼夹者,白芍可以重用,柔敛和阴,缓急定痛,实为常用要药。在疏肝理气和胃药中参用百合、有助于舒气郁而兼益胃柔肝,善为配用,可以提高疗效。

二、胆胃同病治宜通降清化为主

更年期妇女患慢性胃脘痛的同时,常伴有胆病。据不完全统计患者既有慢性胃炎,又伴有胆囊炎者占75%,其中半数兼有胆石症。由于肝胆疏泄失言,气机不畅,湿热互蕴,久则导致结石。当胆石症在急性阶段,表现为胁痛、结胸或黄疸时,诊断不难,与胃脘痛容易鉴别。但在缓解期及慢性胆囊炎而兼有慢性胃十二指肠炎症、溃疡者,疼痛位于心下、上脘,痛及右胁、背部,多表现为肝胃气滞证候,这也是妇女更年期胃脘痛患者的特点之一。凡是胆胃同病者,不少具有口苦症状。胆与胃俱属腑,宜通。"胆随胃降",胃病和降失司,甚易影响胆腑,胆腑有病,邪逆于胃,胃胆同病,故胆与胃疾互为因果,互相助长。

治疗当从胆胃兼顾,治宜通降清化。因其基本病机是肝胃气滞,以疏和肝胃之气仍是基本治法。药取微辛微苦,如枳壳、青皮、陈皮、广郁金、法半夏、砂仁,并可酌加柿蒂、代赭石、制大黄等,降胃气而有利于改善胆汁反流。参以清化,是针对胆经湿热、常用者如茵陈、青蒿、黄芩、金钱草、海金沙、薏苡仁、芦根、玉米须等。

三、健脾防止滞气,消肿着眼肝肾

更年期胃病日久,必及于脾,且常因肝气横逆,易犯脾土,以致脾气虚弱、运化不力,表现为食后常伴胃脘部痞胀,稍多食则易胀,神倦乏力,大便或干或溏等症。

此类病人一般以肝、脾、胃不和为多,不同于单纯脾气虚弱证。故宜健脾和胃调肝并重,可用逍遥散合六君子汤加味。健脾以党参或太子参、怀山药、茯苓、甘草为主。挟湿者参以藿香化湿浊,陈皮、半夏和胃祛湿,防风祛风胜湿,与白芍相配,抑其肝木。不少患者进黄芪、白术而增脘腹痞胀,提示宜通补、运补而不宜甘温滞气,这也是更年期妇女胃病脾虚证的特点。

朱丹溪《格致余论》谓:"主闭藏者肾也,司疏泄者肝也。"说明肾的气化亦与肝的疏泄功能有关。疏泄不及也可影响肾的开调,引起尿少、浮肿。如女性更年期胃病患者,在病程中伴有面肢轻度浮肿、小便不畅之症、一般无尿痛、尿频。每于肝胃气滞证加重之际,晨起面浮、入暮肢肿、肢体觉胀、多次查尿未见异常、心脏与肝功能正常,似特发性水肿。治疗时当善于运用疏肝理气方药。据个人经验、以乌药、柴胡、香附、合欢花、麦芽等配白蒺藜、茯苓、泽泻、杜仲等疏调肝气、益肾利水、肝肾同治,以肝为主,常获良效。

杨从鑫辨治慢性胃肠炎临证经验

临床上慢性胃炎兼慢性结肠炎者比较常见,两者发生的先后程度有差别,症状表现有侧重。病位在脾胃,涉及肝、肾。病机较为复杂,往往虚实兼夹。临证治疗用药经验如下:

一、脾胃阳气虚,健运温阳

慢性胃、肠炎兼病者,一般以脾胃不和证候占多。由于脾胃气虚,和降失司,运化不力。治当健脾和胃,理气助运,常用基本方香砂六君子汤,具体用药时应据证加减。如气虚及阳,肾火不足,当佐温肾,胃阳不振者,宜温中化饮。

(一)健脾补气养阴

黄芪甘温,升阳补气,能改善消化道的功能,提高机体免疫机能,故对一般脾胃气虚证候,常可据症选用。凡脘腹疼痛不甚,舌无厚腻苔、舌质不红者,均可随证加入山药甘平,健脾益胃,补气养阴,补气而不滞气,养阴而不滋腻。配黄芪则增强健脾之功而又兼护阴,对慢性胃、肠炎兼有溃疡之脾胃气虚证,尤为相宜。

(二)健胃消食

增强胃的受纳、腐熟水谷功能,是治疗慢性胃肠炎的重要措施。故在补益脾胃的同时,必须随证配加消食助运之品,不一定要出现食滞中阻证候时才用。如谷麦芽、神曲、山楂等均为常用配药。又如鸡内金,助胃消食功用最佳,尚有化瘀消坚及强壮作用,适应证较广。

(三)温肾助阳止泻

凡证见便泄次多,甚则完谷不化、腹鸣、畏寒、神怠、脉细,甚则面肢微肿,腹部胀者,脾病及肾,火衰不能暖土。此类患者不仅肠炎较重,也常导致胃炎加剧,两者又相互影响。治疗当重在止利,健脾温肾和胃,常用方如附子理中汤、四神丸。并且常于健脾温肾药中加益智仁,此药兼顾胃、肠,温肾摄涩止泻之奇效。四神丸中补骨脂治泻作用最好,一般用量为 10～20 g,加入少量黄连以反佐,如此配伍,治泻功效尤著。此外,如附子理中汤再加肉桂,或桂附同用,也可加入少量黄连。配用苦辛而平的仙鹤草 15～45 g,止泻功用更佳。

(四)温中化饮

不少慢性胃肠炎病人兼有眩晕,脘腹部辘辘有声,伴有中焦痰饮的症状表现。胃中痰饮盛者,可兼呕吐。肠中痰饮甚者,下利次多,便中黏液较多,腹鸣而痛不甚。对此类患者,当以温中化痰祛饮为要,宜用苓桂术甘汤、茯苓泽泻汤等方。常用桂枝、炒白术、泽泻、茯苓、法半夏、陈皮、代赭石、炙甘草、干姜或炮姜等药,泽泻应重用。脘腹畏寒较著者,酌加肉桂。

二、肝脾同病,治肝调中

有的因脾胃气虚而致木乘,也有因肝胆先病,犯及脾胃,最后均导致肝脾胃俱病。对此类患者,必须以治肝与调理脾胃相互兼顾。在某些病例的某一阶段,治肝尤重于治脾胃。

(一)木郁则疏

如胃炎症状较著之肝胃气滞证,治宜疏肝和胃。常用如柴胡、白芍、枳壳、香附、郁金、木香、橘皮、佛手等,尤以苏梗具有宽胸利膈,顺气疏肝。肝脾不和者,常用白术、山药、茯苓、甘草,选配上列疏肝之品。并可加入乌药,此药功擅顺气开郁,散寒止痛,配用此药,可提高临床疗效。

(二)气散则收

如脘腹胀甚,或兼隐痛,经久不愈,舌红,脉细而弦。此因肝气横逆、肝阴不足,气散而不收效。当以白芍配乌梅、木瓜、绿梅花、合欢花等。肝脾阴伤者加五味子、石榴皮等。古方用合欢皮治肺痈脓尽而未敛,据肺与大肠相表里之机理,常用治溃疡性结肠炎脓黏大便已消失、腹痛不著的患者,可以协同他药,止泻而利于溃疡愈合。

(三)郁热则清

清肝之法,适用于肝胃郁热证候,如胃脘嘈痛、灼痛,口干、口苦,或见泛酸、呕恶,舌苔薄黄,脉象细数等症。亦可用于肝脾郁热如心情烦躁,下利腹痛,肛门灼热。清肝胃郁热的常用药如黄芩、丹皮、浙贝母、竹茹等。清肝脾之郁热如黄连、苦参、白芍、瓜蒌、败酱草、贯众等。如肝脾胃均有郁热者,以上方药随证选配同用。

据叶天士《临证指南医案》的经验,桑叶、丹皮同用,擅清肝经气血之郁热。凡慢性胃肠炎肝经有郁热而症兼形热、手足心热、头昏、性躁、脉弦等症,尤以妇女更年时期较常多见,配加二味,颇有良效。

(四)胃风宜息

按喻昌"胃中空虚若谷,风自内生"之说,后人称为"空谷生风"。关于脾胃病如呕吐而致目眩,不思饮食,脘腹中辘辘鸣响,大便溏泄等征象,即属"空谷"之风。此类患者,常兼痰饮,也常伴有头痛、肢麻、肉瞤等症。当据证选配平肝息风之品。肝阳犯胃者,常用白蒺藜、钩藤、牡蛎,瓦楞子、菊花、白芍、半夏等药。兼犯脾土者,配加白术、茯苓、莲肉、山药、麦芽等。症状重者,酌配龙骨、牡蛎、代赭石、琥珀等。

临证中善于运用治肝法,并且据证与健脾和胃之法联合使用,根据病情,分清主次先后,提高临床疗效。

三、肠胃湿热,分别清化

脾气久虚,必生内湿,胃中气滞,消化不良,水反为湿。湿胜则困遏脾气,两者又常互为因果。湿郁于内,可以化热。或缘肝胃郁热及于脾。故当审证而视其湿、热之偏胜,分别清化。

(一)脾湿胃湿

脾胃有湿,共同的临床表现为舌苔白腻,食欲不振,脘腹痞胀,大便易溏,神倦乏力。药用苦温、芳香化湿之品,如藿香、佩兰、炒苍术、厚朴、陈皮、茯苓等,均可随证用之。胃湿盛者,不思饮食,胃脘胀甚,或兼泛恶,宜加半夏、干姜,湿盛者加草豆蔻、薏苡仁、石菖蒲等。薏苡仁与陈皮除煎服之外,还可泡茶频服,为方便之法。脾湿盛者,便溏泄泻,伴有腹胀腹鸣,宜配健脾化湿之品如白术、茯苓、山药等,佐用防风、羌活,或加秦艽等祛风胜湿。或稍佐黄连燥湿,益智仁温肾以祛湿。

(二)胃热肠热

胃热肠热一般共有之症为口干、口渴、口苦、舌苔黄腻等。胃热者脘腹疼痛伴有灼热感,肠热者大便黄臭,肛门灼热等。治肠之热,黄连、黄芩、大黄均为适用。一般胃热者,蒲公英、黄连常可配入,脘痛者配加木香、延胡索行气清热止痛。慢性胃肠炎虽有胃热,但不同于急性热证,故一般不用生石膏、寒水石等矿石类。肠热甚者,白头翁、败酱草、地榆、秦皮等均可参用。胃热者单纯服药即可。结肠疾患热盛者,服药以外,宜配用药物保留灌肠,尤以下段结肠疾病,利于直达病所,虽其药量加大,亦不致苦寒伤胃。灌肠之方甚多,常用经验方主要用白头翁、地榆、石菖蒲等。

四、脾胃阴虚,益气养阴

病久由于气虚及阴,或因素体阴虚,或因湿热久蕴耗阴,以致出现脾胃阴虚之证。舌质红或光红,胃纳甚少,胃中嘈痛,大便或干结难解或溏泄而量少次多,形瘦无力,脉细或细数。阴伤甚者,宜投养阴之剂。

(一)阴虚多兼气虚

胃肠炎病久,必然损伤脾胃之气,因而证见阴虚而实质上每兼气虚。故于养阴方中必须佐以健脾益气之品,但须补气而不滞气,健脾而不使过温。一般以怀山药、太子参二药较好,补脾益胃之力虽不强,但能兼顾气阴,补而不滞,清而不凉,诚为健脾养胃佳品。又如夏季病发加重,伴疲倦乏力、脉细,或伴低热者,太子参尤为适宜。如气虚显著,必须用北沙参、西洋参、党参三参合用为宜。

(二)药以甘凉为主

慢性胃肠炎之脾胃阴虚证,一般每多胃阴先虚,故药以甘凉濡润为主。清代医家吴瑭所说:"欲复其阴,非甘凉不可。"所立沙参麦冬汤、益胃汤均为甘凉养胃之常用方。沙参、麦冬、石斛、玉竹之类,甘能入脾胃,凉而不寒,不致碍脾胃中气。养脾阴如白扁豆、莲子肉、怀山药,随证而兼筹并顾。甘凉为主,配以甘平,若再佐酸味,既利于滋阴敛液,又兼能化生阴液,利于脾胃阴虚的恢复。

(三)养阴配以理气

脾胃阴虚者,津液不足,胃中失濡,胃气不和,常兼气滞,故病人常有脘腹痞胀,得嗳气矢气则舒等症。应于甘凉濡润方中,佐以理气而不致伤阴之品。疏理胃气如佛手、陈皮、砂仁、枳壳之类,兼肝郁者配绿梅花、合欢花、玫瑰花、郁金,脘痛甚者配用白芍、延胡索等,腹痛隐隐,气滞不畅者,加木香、陈皮。夹湿者佐以厚朴、薏苡仁、冬瓜仁、法半夏、佩兰等。此外,对慢性胃肠炎患者除汤剂以外,可配用散剂。随证选用药物研极细末或中药浓缩颗粒剂,适量加温开水冲服。

杨从鑫辨治消化性溃疡临证经验

消化性溃疡是内科常见疾病,消化性溃疡(peptic ulcer)系指主要发生在胃及十二指肠的慢性溃疡,亦可发生在与酸性胃液相接触的其他部位,包括食管、胃肠吻合术后的吻合口及其附近肠襻,以及梅克尔(Meckel)憩室。消化性溃疡的发生是由于胃黏膜的损害因素(幽门螺杆菌、胃酸及非甾体抗炎药等)大于防御因素(胃黏膜屏障、黏液、黏膜血流、细胞更新及前列腺素等)所致。临床症状主要表现为周期性、节律性胃脘部疼痛,伴有腹胀、泛酸、烧心、嗳气等症状,消化性溃疡的总发病率为 6%～10%,长期精神紧张人群、生活不规律人群、有溃疡家族史人群,严重者可并发出血、穿孔、幽门梗阻、癌变,危及生命。西医治疗主要在于制酸、护胃、抗幽门螺杆菌治疗,疗效一般,容易复发。中医药治疗本病尤其改善症状方面疗效显著。杨从鑫出身医学世家,自幼随父亲学医,至今从事中医临床六十余载,现为全国第五批、第六批名老中医传承工作室指导老师,擅长中医内科脾胃病诊治,其诊治化性溃疡临证经验有独到之处,现总结如下:

一、病因病机

祖国医学无消化性溃疡病名,根据其临床表现特点,杨从鑫认为当属"胃脘痛""嘈杂"范畴,寒邪客胃、饮食或药物伤胃、情志不调和素体脾虚是引起该病的主要原因。基本病机是胃气阻滞,不通则痛和胃失濡养,不荣而痛。本病位虽在胃,但与肝、脾最为密切。临床将其分为肝气犯胃型、脾胃湿热型、胃阴虚型和脾胃虚寒型四个基本证型和兼瘀血型一个兼夹证型。

二、分型论治

至于临床辨证论治证,当分虚实两类:如寒邪客胃,饮食伤胃,肝气犯胃,瘀血停胃等,多属实证;如胃阴不足,脾胃阳虚,多属虚证,若久病因虚而导致气滞血瘀者,属本虚标实。治疗以理气和胃止痛为主,"六腑以通为用""通则不痛",故治疗立法始终围绕"通"原则。但临床实际应用需灵活理解和运用"通"法,如属于气滞者,理气即所以通;属于热郁者,泄热即所以通;属于血瘀者,化瘀即所以通;属阴虚者,益胃养阴即所以通;属于阳弱者,温运脾阳即所以通。

(一)脾胃虚寒型

主症见胃脘部隐痛,空腹明显,得温痛减,喜温喜按,伴见畏寒肢冷,泛吐清水,纳差乏力,大便溏薄,舌淡苔白,脉沉细或迟缓。常用方药理中丸和六君子汤加减:生晒参 10 g,干姜 10 g,白术 10 g,炙甘草 6 g,陈皮 10 g,姜半夏 10 g,吴茱萸 8 g,乌药 12 g,延胡索 12 g,肉桂 6 g,海螵蛸 30 g,蒲公英 8 g。

(二)脾胃湿热型

症见胃脘部灼热疼痛,进食疼痛不减,烦躁易怒,纳呆,渴不欲饮,身重肢倦,便溏而恶臭,小便短赤,舌红,苔黄腻,脉濡数。常用方药左金丸合温胆汤加减:黄连 6 g,吴茱萸 4 g,海螵蛸 30 g,清半夏 10 g,枳壳 10 g,陈皮 15 g,竹茹 15 g,瓦楞子 15 g,甘草 15 g。

(三)血瘀型

症见胃脘疼痛如刺如割,痛处固定,甚则痛引胸背,呕血或便血,舌暗有瘀点,脉弦细涩。常用丹参饮合失笑散方药:丹参 12 g,檀香 10 g,蒲黄 10 g,五灵脂 10 g,三七 10 g,白及 12 g,地榆炭 12 g,海螵蛸 15 g,延胡索 15 g,煅牡蛎 15 g,煅龙骨 15 g,甘草 10 g。

(四)肝气犯胃型

主症为胃痛胀满,旁及两胁,情绪刺激加重,嗳气频作,叹息后则舒,舌淡红,苔薄白,脉弦。常用方药柴胡疏肝散加减:柴胡 12 g,沉香 10 g,白芍 30 g,枳壳 20 g,海螵蛸 30 g,白及 10 g,延胡索 15 g,甘草 10 g。

(五)阴虚型

症见胃脘隐隐灼痛,口燥咽干,五心烦热,消瘦乏力,口渴思饮,大便干结,舌红少津,脉细数。常用方药沙参麦冬汤加减:北沙参 15 g,石斛 15 g,麦冬 20 g,陈皮 6 g,茯苓 15 g,海螵蛸 15 g,怀山药 15 g,香附 12 g,木香 10 g,大枣 3 枚。

(六)混合型

兼有以上证型的多种临床症状,不能将其归属于某一具体证型。常用方药:制吴茱萸 6 g,川黄连 6 g,粗皮肉桂 10 g,炮干姜 8 g,醋五灵脂 12 g,生蒲黄 10 g,炒白芍 30 g,醋延胡索 15 g,炒枳壳 10 g,姜厚朴 10 g,广郁金 10 g,制半夏 12 g,广陈皮 15 g,太子参 12 g,炙甘草 10 g。

三、辨病与辨证结合治疗

以上是杨从鑫辨治消化性溃疡不同证型的基本方药,杨从鑫在诊治过程中,常依据患者体质、年龄、症状等随症加减,并善于运用药对。如胃痛甚者加川楝子、延胡索、甘松,溃疡伴少量出血者加白及、煅龙骨,胃酸多者加海螵蛸、煅瓦楞子、鸡蛋壳粉,呕吐重者加藿香、竹茹,伴胆汁反流者加黄连、代赭石,伴肠化及异型增生者加三棱、莪术、鸡内金,胃满腹胀者加枳壳、厚朴、木香,年老体弱大便干燥者加郁李仁、火麻仁,青壮年大便干燥者则加大黄、虎杖,血瘀者加桃仁、红花,便溏者加煨豆蔻、薏苡仁,睡眠欠佳者加酸枣仁、合欢皮、夜交藤,口干者加麦冬、天花粉,食少者加山楂、神曲、麦芽,手足冰凉麻木者加桂枝、桑枝,腰痛者加续断、寄生、金毛狗脊,心慌易惊者加太子参、麦冬、五味子、石菖蒲,下肢无力者加木瓜、牛膝等。

四、加用粉剂调服

为提高临床疗效,杨从鑫治疗消化性溃疡时在辨证用药基础上,常给病人加用三七粉 6 g,白及粉 8 g,地榆粉 6 g 调服,早晚各服 1 次。地榆苦酸微寒,归肝、胃、大肠经,凉血止血,解毒收敛,为治疗中下焦血热之便血、痔血、血痢等消化道炎性病变,地榆亦为烧烫伤之要药,研极细粉末外用,可减少皮肤、黏膜之渗出与疼痛,加快创口愈合,亦常用于皮肤黏膜之炎性溃烂。杨从鑫认为地榆对于胃溃疡患者亦有清热凉血,促进胃黏膜修复之功;三七粉有止血行瘀止痛作用;白及粉苦甘涩,有收敛止血、补肺生肌作用,用于溃疡病不仅可以保护胃黏膜,而且能促进溃疡愈合,防止出血作用。三药相配,护膜生肌,宁络止血,祛瘀生新止痛,不仅对于消化性溃疡,而且对食管炎、贲门炎也有很好疗效,服用也很方便,口感好,病人易于接受,这也是杨从鑫治疗消化性溃疡病的又一特点。临床上常使患者烧心、胃痛症状明显改善,提高了临床疗效。

五、病案举隅

朱某,女,33 岁。

初诊(2020 年 10 月 28 日):主诉胃脘部疼痛不适 1 月余。

近 1 月来患者出现胃脘部疼痛不适,伴有消瘦,乏力,畏寒,经期腹痛加重,忧郁貌,舌淡红,苔薄白,脉细弱。胃镜检查示:十二指肠球部溃疡。

西医诊断:十二指肠球部溃疡。

中医诊断:胃痛　脾胃虚寒证。

治则治法:温中健脾,行气止痛。

处方:香砂六君子汤和理中汤加减。生晒参 15 g,茯苓 20 g,炒白术 15 g,生甘草 6 g,陈皮 15 g,姜半夏 12 g,木香 12 g,砂仁 12 g,干姜 12 g,延胡索 20 g,高良姜 12 g。

10 剂,水煎服,一日 1 剂。

二诊(2020 年 11 月 8 日):症状较前有所好转,胃脘部仍怕冷,经期痛,前方加乌药 20 g。10 剂,水煎服,一日 1 剂。

按:患者年轻女性,平素气虚,乏力,日久则虚寒内生,忧郁则虚而气结,虚寒肠道运行受阻,不通则痛。程应旄曰:"阳之动,始于温,温气得而谷精运,谷气升而中气赡,故名曰理中。实以燮理之功,予中焦之阳也。若胃阳虚,即中气失宰,膻中无发宣之用,六腑无洒陈之功,犹如釜薪失焰,故下至清谷,上失滋味,五脏凌夺,诸症所由来也。参、术、炙草,所以固中州,干姜辛以守中,必假之以焰釜薪而腾阳气。是以谷入于阴,长气于阳,上输华盖,下摄州都,五脏六腑皆以受气矣。此理中之旨也。"理中丸,中医方剂名,出自《伤寒论》。具有温中祛寒,补气健脾之功效。主治脾胃虚寒,自利不渴,呕吐腹痛,不欲饮食,中寒霍乱,阳虚失血,胸痹虚证,病后喜唾,小儿慢惊。方中干姜辛热,温中焦脾胃,助阳祛寒,为君药。人参益气健脾,培补后天之本助运化为臣药。白术健脾燥湿为佐药。炙甘草益气和中,缓急止痛,调和诸药为使药。四药合用,温中焦之阳气,祛中焦之寒邪,健中焦之运化,吐泻冷痛诸症悉可解除,故方名"理中"。而香砂六君子汤由六君子汤加砂仁、木香组成。方中人参、白术、茯苓、甘草益气健脾;半夏、陈皮、砂仁、木香理气化痰。健中有消,行中有补。若脘腹痛甚者,加吴茱萸、高良姜、延胡索,辛、苦、温,能治疗一身上下诸痛;延胡索活血行气,散瘀止痛,两方合用,共奏益气健脾,温中止痛之效。二诊患者仍然有腹痛,参照前方患者畏寒,考虑寒性使然,经期疼痛加重,故加用热性之乌药,行气止痛。

《黄帝内经》未病先防养生观浅析

　　《素问·上古天真论》曰："虚邪贼风,避之有时,恬淡虚无,真气从之,精神内守,病安从来。"也就是说,对外要适应自然环境,避免受到六淫之邪的侵袭;对内要调养精神志意,避免精神刺激、情志变化,充分地体现了《黄帝内经》"天人相应"和"形神合一"两个基本的观点,也就是整体观。

　　"天人相应"是说人来源于自然,生长于自然,不管人类文明如何发展,科技是如何的进步,人类终究是自然的一部分,必须要遵循自然界阴阳四时的规律。《内经》提出:"天温日明,则人血淖液而卫气浮,故血易泻,气易行;天寒日阴,则人血凝泣而卫气沉。"人与自然具有相通、相应的关系,不论四时气候,昼夜晨昏,还是日月运行,地理环境,各种变化都会对人体产生影响。顺应四时气候变化规律,是养生保健的重要环节。《灵枢·本神》指出:"智者之养生也,必顺四时而适寒暑,和喜怒而安居处,节阴阳而调刚柔,如是僻邪不至,长生久视。"也就是说人体必需"顺其自然"四时气候的变化,适应周围外界环境,使机体与自然环境相协调,以增进人体的健康。所以在这个自然界的大系统中要想求得自身平衡,首先是遵循自然界正常的变化规律,其次是慎防异常自然变化的影响。但顺应自然规律并不是被动地适应,而是采取积极主动的态度掌握自然变化的规律,以期更快、更好地适应外界环境的变化。

　　人类生活在自然界之中,自然界的物质存在人类赖以生存的必要条件,所以人体所需的饮食也应与自己所处的自然环境相适应。正如生活在潮湿环境中的人群适量地多吃一些辛辣食物,对驱除寒湿有益;而辛辣食物并不适于生活在干燥环境中的人群,正是因为这个原因形成了各个地方特色的饮食。一年四季不同时期的饮食也要同当时的气候条件相适应。冬季常吃红焖羊肉、肥牛火锅、涮羊肉等,有增强机体御寒能力的作用;而在夏季常饮用乌梅汤、绿豆汤等,有消暑解热的作用,这些都是天人相应在饮食养生中的体现。

　　"形神合一"是说人体的精神活动和身体相互作用和相互影响。中医学认为有形体才有生命,有生命才能产生精神活动和具有生理功能,形体是本,神是生命活动及功用。所以《素问·八正神明论》曰:"血气者,人之神。"《灵枢·平人绝谷》曰:"神者,水谷之精气也。"无形则神无以附,无神则形不可活,两者相辅相成,不可分离。形体是人生命存在的基础,有形才有生命并产生精神活动和生理功能。形乃神之宅,养形为养生之首要。生命在于运动,通过运动强其形,可以使人体筋骨强健,气血经脉通畅,脏腑经气充实,功能旺盛,气血调达。通过"外炼筋骨皮",由外至内,促使体内阴阳平衡,身体盛壮。但养形不能过度,过度了就会积劳成疾。《黄帝内经》曰:"久视伤血,久卧伤气,久坐伤肉,久立伤骨,久行伤筋。"《素问·阴阳应象大论》曰:"怒伤肝,喜伤心,思伤脾,忧伤肺,恐伤肾。"说明人的精神活动对形体的健康有很大的影响,可见养神同样重要。《素问·上古天真论》言:"恬淡虚无,真气从之,精神内守,病安从来?"这里说明了"恬淡虚无,清静无为"的态度对养生的重要性。《黄帝内经》曰:"志闲而少欲,心安而不惧,形劳而不倦,气从以顺。"即不为外物所扰动,保持清心寡欲、恬静平和的心态来应对生活,正如《内经·痹论》所言:"静则神藏,躁则消亡。"

形神共养是中医学推崇的一种最高养生方法。《内经》明确提出了"形与神俱"的形神共养观点,《素问·上古天真论》曰:"故能与神俱,而尽终其天年,度百岁乃去。"《黄帝内经》告诉我们无论还是年老是年少,都是要养护我们的身体,保养我们的心灵,都应动则养形,静则养神,顺应自然,真正做到人与自然相统一,形与神相统一,这样才能够达到养生之目的——健康长寿。

关于"此皆聚于胃,关于肺"体会

《素问·咳论》中有"（五脏六腑之咳）此皆聚于胃,关于肺"的论述,对于此句历代解释不一。有视为六腑咳总结语者,如唐初杨上善云:"此六腑咳,皆气聚胃中,上关于肺。"有视为上中焦咳总结语者,如唐代王冰云:"正谓上焦中焦耳。故言皆聚于胃,关于肺也。两焦受病则邪气熏肺而肺气满。"有视为脏腑咳总结语者,如明代马莳云:"夫五脏六腑之咳如此,然皆聚之于胃,以胃为五脏六腑之主也。关之于肺,以肺先受邪,然后传之于别脏别腑也。"更有诸多教材视之为咳嗽病理机制的总概括者。注家虽说各有其理,但与经旨均难尽合。个人认为此皆聚于胃,关于肺是把咳论做了一个总结。因为本篇开头提出致咳的两个主要原因:"皮毛先受邪"和"其寒饮食入胃",说明肺胃为成咳之源。因肺外合皮毛,手太阴肺经又起于中焦,所以咳与肺胃关系密切。高士宋说:"六府以胃为本,五藏以肺为先,故承上文五藏六府之咳而言。此皆聚于胃,而关于肺,聚于胃使人多涕唾而面浮肿。关于肺则气逆也。"反映了《内经》在治疗咳嗽时对肺胃的高度重视,可视之为临床辨治咳嗽的纲领。

咳嗽与胃的关系:其一,胃（脾）为五脏六腑之海,与人体抗病力密切相关。其二,胃属土,为万物所归,从经络看,肺之经脉"起于中焦,下络大肠,还循胃口"。肺与胃密切相关。其三,咳嗽一病,痰多都是极为常见的,咳嗽的病理因素主要为痰,而脾（胃）为生痰之源。

肺胃所致之咳是临床上最常见的咳嗽,对于各种咳嗽的治疗,除了注意治肺外,还应注重治胃（脾）。在防治上,理肺强卫来预防外邪从皮毛及鼻咽而直接入肺,健脾强胃来增强后天之本,五脏六腑得以濡养,则人体正气充足,痰浊亦无从生。

《伤寒论》治疗下利的四种方法

《伤寒论》第 159 条:"伤寒服汤药,下利不止,心下痞硬。服泻心汤已,复以他药下之,利不止,医以理中与之,利益甚。理中者,理中焦,此利在下焦,赤石脂禹余粮汤主之。复利不止者,当利其小便。"这一条文主要包含了治疗下利不同情况的四种方证。

(1) 泻心汤类,燮理升降法。泻心汤类是指半夏泻心汤、生姜泻心汤、甘草泻心汤这三个方子,它有调理升降的作用。上面有胃气上逆的呕吐、干噫食臭、噫气,下面有肠鸣下利,这是中焦升降失调,用泻心汤就可以燮理升降,燮理就是调理的意思。

(2) 理中汤类。为什么使用理中类?因为不单包括理中汤、理中汤加附子,甚至可以包括四逆汤,这叫温中补虚法。这种方法适用于脾阳虚,或者脾肾两虚,导致运化失司,升降紊乱,寒湿下注的下利。

(3) 赤石脂禹余粮汤,使用的是涩肠固脱法。涩肠固脱法适用于治疗什么样的下利呢?适用于治疗下利滑脱,关门不固的下利。赤石脂禹余粮汤具有很强的收敛固摄作用,但真下有热不是虚脱时此药不可用,如痢疾等。

(4) 利小便实大便法。这属于水谷不别了,水走后阴,大便稀溏,不能制止,所以就用利小便的方法使水走前阴,然后使大便逐渐干燥,这就叫利小便以实大便的方法。那么利尿用什么药呢?其实在《伤寒论》中,在劳复病篇就提供到一个方了,用五苓散,通过利尿的方式来治疗下利。

《伤寒论》心下痞证及类似证浅析

张仲景《伤寒论》中一共有六个心下痞证和四个类似证,并相对有十首方剂,由于临床疗效明显,现代众多医家在治疗脾胃疾病中多首先选用此类方剂。其中六个心下痞证就是大黄黄连泻心汤证、附子泻心汤证、半夏泻心汤证、甘草泻心汤证、生姜泻心汤证、旋覆代赭汤证,四个类似证是五苓散证、十枣汤证、桂枝人参汤证和大柴胡汤证。

一、六个心下痞证

原文 154 条:"心下痞,按之濡,其脉关上浮者,大黄黄连泻心汤主之。"即"热痞"是无形热邪留扰中焦,造成中焦斡旋失司的心下痞,用大黄黄连泻心汤泻中焦邪热。

原文 155 条:"心下痞,而复恶寒汗出者,附子泻心汤主之。"即"热痞兼阳虚",是中焦有热痞,又兼有肾阳不足,表阳不固的"恶寒汗出";在这种情况下,只用清热的药可能会伤肾阳,只用补肾阳的药可能会助中焦的热邪,所以仲景用附子泻心汤。所谓附子泻心汤是三黄泻心汤加附子,附子要专门煮取汁来温肾阳以助表阳,三黄开水浸泡取其寒凉之气来清中焦无形之热,这是我们学到的一个很典型的寒热并用的方剂。

原文 149 条:"伤寒五六日,呕而发热者,柴胡汤证具,而以他药下之,柴胡证仍在者,复与柴胡汤。此虽已下之,不为逆,必蒸蒸而振,却发热汗出而解。若心下满而硬痛者,此为结胸也,大陷胸汤主之。但满而不痛者,此为痞,柴胡不中与之,宜半夏泻心汤。"即所谓"痰气痞",是胃气虚又夹有痰邪,治疗用半夏泻心汤;它的主证是心下痞,成因是胃虚,以方测证,它以半夏为君药,半夏又是个化痰的药,所以它又痰扰,胃虚痰扰,中焦斡旋失司,枢机不利,导致了心下痞,中焦气一堵塞,出现胃热气逆,因为人体心在上,上焦阳气盛,下焦阴气盛,就是通过中焦来协调上下的寒热。现在中焦一堵,上热不得下达,下寒不得上奉,所以就出现了胃热气逆的表现,那就是呕吐,下面脾寒气陷,于是乎就出现了下利,这就是半夏泻心汤证三个主证的临床特点和它的病机。中焦有气堵着,上面有胃热的气逆,表现为呕吐,下面有脾寒的气陷，表现为下利。舌苔厚腻判断它有痰浊。因此叫作痰气痞，就是有气机壅滞而导致的心下痞，又伴有痰邪的干扰。

原文 157 条："伤寒汗出解之后，胃中不和，心下痞硬，干噫食臭，胁下有水气，腹中雷鸣，下利者，生姜泻心汤主之。"即所谓"水气痞"，是胃气虚，斡旋失司，又兼有水邪的干扰，所以叫作水气痞；生姜泻心汤和半夏泻心汤的适应证，在病机上，在主证上非常相似，只不过它兼有水气，而且在临床辨证上我们可以见到舌胖、舌苔水滑、小便少、水肿这些兼有水邪的征兆，所以有时候在用生姜泻心汤的时候，光靠生姜来消水邪是不够的，常常要加茯苓。

原文 158 条："伤寒中风，医反下之，其人下利日数十行，谷不化，腹中雷鸣，心下痞硬而满，干呕心烦不得安，医见心下痞，谓病不尽，复下之，其痞益甚。此非结热，但以胃中虚，客气上逆，故使硬也，甘草泻心汤主之。"即所谓"胃虚客热上扰痞"，那就是甘草泻心汤证，证见胃虚、下利比较严重。实际上我们这里所说的胃虚，就是指中气虚，脾虚，下利比较严重，又伴有外来的客热上扰。

原文 161 条："伤寒发汗，若吐，若下，解后，心下痞硬，噫气不除者，旋覆代赭汤主之。"即所谓"胃虚痰阻痞"，和上面的 5 个泻心汤证都不一样，尤其是和半夏泻心、生姜泻心、甘草泻心这三个泻心汤证不一样。它主要是胃气上逆的噫气不除，而没有脾气下陷的下利不止，以此来作区别。

二、四个类似证

原文 156 条："本以下之，故心下痞；与泻心汤，痞不解。其人渴而口燥烦、小便不利者，五苓散主之。"心下痞这个症状对五苓散证来说并不是主证，但是对于这个病人来说，最突出的表现就是心下痞，所以医生开始就以为是泻心汤证，结果用泻心汤没有效果，进一步观察患者的临床表现，有口渴、口燥、心烦、小便不利，才知道其根本的病机在于下焦蓄水。因此这里所讲的五苓散证就是心下痞证的类似证。

原文 163 条："太阳病，外证未除，而数下之，遂协热而利，利下不止，心下痞硬，表里不解者，桂枝人参汤主之。"桂枝人参汤证，是理中汤加桂枝组成的，它治疗脾虚寒的下利又兼有太阳表证的发热，张仲景把它叫作协热而利，利下不止，表里不解，同时也有心下痞硬。桂枝人参汤适应证的这种心下痞硬是由于寒湿凝滞中焦气机所造成的，因此我们也可以把桂枝人参汤的适应证看成心下痞证的类似证。

原文 152 条："太阳中风，下利，呕逆，表解者，乃可攻之。其人漐漐汗出，发作有时，头痛，心下痞硬满，引胁下痛，干呕短气，汗出不恶寒者，此表解里未和也，十枣汤主之。"十枣汤是治疗悬饮的。由于水停胸胁,阻滞中焦气机,就可以兼见心中痞硬。当然对于十枣汤证来说,它并不是以心中痞硬为主证,所以我们也不把它归属于心下痞证的范畴,而是把它归属于心下痞证的类似证。

原文 165 条:"伤寒发热,汗出不解,心下痞硬,呕吐而下利者,大柴胡汤主之。"大柴胡汤证,是少阳不和又兼有实邪内阻,大柴胡汤适应证,兼见心中痞硬,那是由于实邪中阻。

"百病皆由脾胃衰而生"浅析

　　李东垣生在金元时期,时值乱世,普通民众生活颠沛流离,饥寒交迫,常见脾胃受损。脾气亏虚,五脏六腑生化来源缺乏,人体内外皆不能受五味的滋养,容易受病也。《素问》有云:"脾胃充盛,五脏安和;脾胃受损,则五脏不安。"李东垣深谙此理,乃创立《脾胃论》,其中有"百病皆由脾胃衰而生"的著名病机论点。

　　"百病皆由脾胃衰而生"一语出自《脾胃论·脾胃盛衰论》。作者由脾胃在人体脏腑生理功能方面的重要性言起,原文有云:"夫饮食入胃,阳气上行,津液与气,入于心,贯于肺,充实皮毛,散于百脉。脾禀气于胃而浇灌四旁,营养气血者也。"其意为凡饮食入胃,胃中得阳气以助消化,形成津液(营养物质)及元气以推动心脏,贯输到肺中充实皮毛、散布百脉,这一生理过程是由于脾受气于胃而灌溉津液于四肢(脾主四肢、脾为胃行其津液),营养了全身的气血。此为一个正常的饮食习惯和合理的饮食结构而形成的正常生理功能过程。中医学认为脾胃为水谷之海,气血生化之源、脏腑经络之枢,称其为"后天之本"。《素问·灵兰秘典论》记载:"脾胃者,仓廪之官,五味出焉。"叶天士曾总结说:"纳食主胃,运化主脾。脾宜升则健,胃宜降则和。"脾胃之所以被称为"后天之本",主要因为人体的生命活动有赖于脾胃输送的营养物质。明代著名医学家张景岳也提出"养生要以脾胃为先"的观点,并把脾胃称为身体的基础和轴心,其重要性可见一斑。脾胃是身体的轴心脾胃,不等同于西医解剖学中的脾胃器官,而是概括了脾、胃、肠、肝、胆、胰等消化器官的生理功能,脾胃是整体概念,包括整个消化系统。总而言之,人体脏腑生理功能上相互联系,病理变化中相互影响,此亦为中医学整体观念的具体体现。现代诸多医家认为,脾胃为人体元气之本、后天之本是李东垣所云"百病皆由脾胃衰而生"的理论基础。

　　《脾胃论·脾胃盛衰论》又有云:"今饮食损胃,劳倦伤脾,脾胃虚,则火邪乘之而生大热,当先于心分补脾之源。盖土生于火,兼于脾胃中泻火,主生化之源……所以言此者,发明脾胃之病,不可一例而推之,不可一途而取之,欲人知百病皆由脾胃衰而生也。"系因饮食、劳倦失调,正常的饮食习惯、饮食结构及劳作时间紊乱致使脾胃正常生理功能受损,致脾胃中的元气下陷甚则肝肾相火离位,上乘于脾胃,干扰心包,故谓之阴火。手足厥阴经脉上下相连,故又称"包络之火"。脾胃受损,则五脏皆随之出现各种病变。明末的医家孙文胤在其《丹台玉案·脾胃门》中也指出:"脾胃一伤,则五脏皆无生气。"其意是指,五脏必资于谷气,谷入于胃,和调五脏而血生,脾胃运化功能健旺,则气血充盈,营养五脏;脾胃受损,则气血生化之源亏乏,导致五脏失养,气机失调,变生各种疾病。脾胃有问题,不但影响食欲、睡眠、情绪,时间长了,还会引起器质性疾病。相反,脾胃健运,能让身体气血充足,保证各个器官有条不紊地工作。可见,"百病皆由脾胃衰而生",

人体赖以生存的营气、阴精、地阴、天阳等皆来源于脾胃。临床中有许多医家以"脾胃为本"为理论指导治疗内、外、妇、儿多科疾病。如肺系疾病的患者出现精神差、面色萎黄、纳差、大便稀溏等脾气虚弱证的表现,临床常选用六君子汤以健脾益气,培土生金,同时佐以止咳药疗效显著。傅氏言:"健脾益肾而不滞,解郁清痰而不泄,不损天然之气血,便是调经之大法。"肾为先天之本,脾为后天之本,两者正常则生血有源,精充血足则月经如常,所以临床上治疗月经疾病多选用益脾补肾法。著名儿科专家钱乙认为,小儿疾病的重要原因是脾胃问题,小儿内伤尤以脾胃病居多。在诊治方面,钱乙以脾胃论治吐泻、伤食、疮、咳嗽、夜啼、黄疸等病,把调理脾胃作为治疗诸多儿科疾病的根本。所以李东垣提出"百病皆由脾胃衰而生"的理论得以许多古代和现代医家的临床验证,对于临床应用有极大的理论帮助。

就发病原因而言,许多疾病与脾胃受损有关,尤其内伤类疾患,治疗亦需要从脾胃入手。整体观念是中医诊治疾病的重要特点,外因对机体的影响亦不容小觑。如外感、疫疠之气致病,虽然后期亦可影响脾胃,但其主要原因与外邪有关,治疗当以祛邪为要。

《脾胃论》中"脾胃虚则九窍不通论"浅析

《脾胃论》卷下里有一句话叫"脾胃虚则九窍不通",主要论述脾胃与九窍的关系。何为九窍？具体是指两眼、两耳、两鼻孔、口、前阴尿道和后阴肛门，这些器官为什么会与脾胃有关，主要从两方面理解：

一、脾主运化

《素问·经脉别论》曰："饮入于胃，游溢精气，上输于脾。脾气散精，上归于肺，通调水道，下输膀胱。水精四布，五经并行，合于四时五藏阴阳，揆度以为常也。"脾作为后天之本，是主运化水湿的，主升清阳。水谷所化生的精微之气被脾升举至上焦，滋养心肺，并由肺布达九窍、四肢以及皮肤，清阳之气出于头面官窍，九窍就会通利。反之，当脾虚失健，导致清阳不升，湿浊不化时，就有可能九窍不通。因此，九窍有问题了，我们就要想到脾胃可能出了问题。

二、九窍与脾胃的关系

（一）从口唇看脾胃

《黄帝内经》中指出："口唇者，脾之官也"，"脾开窍于口"，"脾之合肉也，其荣唇也"。脾开窍于口，脾胃有问题外现于口唇上。一般来说，脾胃很好的人，其嘴唇红润，干湿适度，润滑有光。另外《黄帝内经》中指出"脾主涎"，这个"涎"是脾之水、脾之气的外在表现。一个人的脾气充足，则涎液能正常传输，帮助人体吞咽和消化，在口中而不会外溢。一旦脾气虚弱，脾本身的固摄功能失调，"涎"液外溢，比如在睡觉时会流口水，俗称"流哈喇子"。小孩子爱"流哈喇子"？因为小孩子的身体发育还没有成熟，脾胃本身还弱，所以爱"流涎"。对于口唇干枯无光泽或经常流口水的患者，我们可以从健脾入手，进行调理。

（二）从鼻看脾胃

中医认为，肺开窍于鼻，而足阳明胃经起于鼻部，脾胃的经脉与鼻窍也是相通的。脾胃功能失调导致水谷精微无法上输濡养鼻窍,而引起鼻腔干燥。脾胃虚弱、气津不足、脾气不能摄血或肺虚火上冲鼻窍常可引起嗅觉失灵、流清涕、鼻出血等问题。胃热常可出现鼻翼发红,伴有容易饿、口臭、牙龈肿痛等症状。其根本原因在于脾的运化能力不足,使食物蕴积滞留于胃,食物积久化热、化腐所致。青色为肝木之色,肝气疏泄太过,横逆冲犯脾胃,会影响脾胃的消化功能。常有腹痛伴鼻头发青,可以多按摩太冲、足三里等穴,以疏肝健脾。

(三)从眼睛看脾胃

肝开窍于目,目之视物,全赖于肝血的濡养,而脾胃又是气血生化之源,脾主统血,所以肝血是禀受于脾胃的。脾胃功能失调容易引起视力疲劳、视物模糊、眼睛红肿、眼睑下垂等问题,并伴有食欲不振,大便稀薄,舌淡,脉缓弱无力等症。这多与脾气不足、清阳不升、目失所养有关。

(四)从耳看脾胃

耳位于清阳交会的头面部,是清阳之气上通之处。肾开窍于耳,《灵枢·脉度》中指出:"肾气通于耳,肾和则耳能闻五音矣。"肾是先天之本,离不开后天之本脾胃的滋养,如果一个人的脾胃虚弱,气血生化乏源,肾精必亏,耳窍失养,就会出现耳鸣、耳聋等问题。脾虚气弱,水湿不能正常运化,致使内生痰浊,耳道闭阻也会出现耳鸣、耳聋等症状。

(五)从前后阴看脾胃

前阴包括溺窍(尿道)和精窍(生殖器),是主排尿和生殖的。中医认为,肾是水脏,脾为中土,共同主管着水液的代谢化生。脾气健旺,清升浊降,以助肾化水,使排尿通畅;脾虚则升降功能失调,会出现排尿不畅,严重者会出现不能排尿的现象。后阴就是肛门,中医称肛门为"魄门","魄"与"粕"相通,是传送糟粕的。

一旦脾气虚弱,水谷不能正常运化,就会出现大便泄泻清稀,并有不消化的食物残渣,有时伴有肠鸣等问题;脾的清阳之气一旦下陷,就会出现经常性泄泻甚至久泻脱肛;气不统血,则会出现便血。

脾胃虚会致九窍不通,从九窍不通我们可以判断脾胃是否有问题,正如《灵枢·本藏》曰:"视其外应,以知其内脏,则知所病矣。"因此我们可以通过病人的脉象、气色、九窍等反映出来的各种症状,来诊断患者的病位。

《脾胃论》饮食调摄方法探讨

《脾胃论》是金元四大家之一李杲的代表著作,是我国古典医籍中第一部系统论述脾胃内伤学说的专著。其中所记载"补土"的用药法度及临床治验常为后世医家着重研究和应用,而其饮食调摄以调理脾胃之法亦十分丰富,在养生防病方面有很高的临床价值。先就此部分内容,试作如下探讨:

一、善调饮食未病先防

"民以食为天",饮食是人类维持生命活动的营养来源。人们通过摄取饮食,再经过消化吸收人体所需要的各种物质,以供机体新陈代谢和生长发育。而其中消化吸收,则仰仗脾胃功能的正常运行。脾主运化,胃主受纳,食饮入胃需经脾气的运化,才能化为精微物质奉养全身,不断推动人体的新陈代谢。《灵枢·五味》曰:"谷不入,半日则气少,一日则气衰矣。"脾胃受伤,则人体所需的精微物质匮乏,正常的生理活动不能维持,就会发生各种疾病。东垣先生亦说:"元气之充足,皆由脾胃之气无所伤,若胃气之本弱,饮食自倍,则脾胃之气既伤,而元气亦不能充,而诸病之所由生。"由此可见,脾胃功能正常与否对机体强弱有重要作用,而脾胃功能受饮食合理与否的影响很大,故《脾胃论》引用《难经》"损其脾者,调其饮食,适其寒温"作为调理脾胃之大法。调养脾胃平时就要注意用饮食调摄。李东垣提出平时饮食要注意以下方面:第一,要"饮食,热无灼灼,寒无沧沧,寒温中适,乃不致邪僻";第二,饮食调摄要注意饮食合理调配;第三,在日常生活中不宜常服淡渗利小便之品,如"白粥、绿豆、小豆、粳米、盐豆豉,以免无泻阳气";第四,要"忌大咸……及辛味、蒜、韭、五辣、醋、大料物、官桂、干姜之类"。从而避免脾胃损伤。同时,饮食调摄还要因人、因时、因地调整。因体质强弱、年龄大小、四时气候及地土方宜不同,可致机体状态有明显差异,所以对不同体质的人应选用不同的食品,这样才能使其达到人体的供需平衡,有利于保持健康,预防疾病。《脾胃论》中云:"大热能食而渴喜热饮,亦当从权而食之,然不可耽嗜,如冬寒喜热物,亦依时暂食之。"即炎热的夏天可适当食用性凉的食品,寒冷的冬天可进食性温食品,这样就能相得益彰,但必需适量才能有益于人体。因五味虽可养人,亦可伤人。五味适量则能充养机体,而五味过重便损伤机体。须"谨和五味",才能"骨正筋柔,气血以流,腠理以密,骨气以精"。

二、食疗法在脾胃疾病应用

脾胃病出现后,东垣除擅长用药物治疗外,还很注重饮食调摄。他认为"肠胃为市,无物不受,无物不纳",脾胃之病因寒热温凉不同,故食疗的方法也就不同。对"饥饿不得饮食者,胃气空虚"所致脾胃虚证,东垣主张"食补","美食以助药力,益升浮之气,而滋胃气",但必需适可而止,因"至于五味,口嗜而欲食之,必自节制,勿使过焉,过则伤其正也"。对于饮食过量所致食滞等实证,主张节制饮食,"或损其谷,此为妙法",但又不能完全不食。他说:"此虽立食停法,若可食之物一切禁之,则胃气失所养也,也当从权而食之,以滋胃也。"这种辨证饮食调摄方法在现代社会仍然有很好的指导作用。

《脾胃论》阴火辨析

　　金元时期著名医家李杲在其所著的《脾胃论》《内外伤辨惑论》《兰室秘藏》诸书中,强调了脾胃在人体内的重要性,认为脾胃为元气之本、升降之枢,在人体中有非常重要的作用。因此,其治疗疾病时,多从脾胃入手,后世称他为"补土派"的代表。尤其其著《脾胃论》一书,奠定了祖国医学脾胃学说的系统理论框架,对丰富和发展祖国医学的脾胃学说理论作出了巨大贡献。其所提出的"甘温除热"理论和所创补中益气汤等方剂辟内伤发热治疗之蹊径,一直为后世所沿用。但书中所提出的阴火概念,因释义不明,引起后世医家颇多争议。

　　笔者认为,李杲所论"阴火",应包括心火和肝肾相火,因在其著作中既有"心火者,阴火也"的论述,又有"肾为阴火""肝经阴火上逆"等字样。至于阴火产生的病机,主要在于气火失调。李杲在《兰室秘藏·内障眼论》中明确指出:"火与气,势不两立。"故《内经》曰:"壮火食气,气食少火,少火生气,壮火散气。"在《脾胃论·饮食所伤始为热中论》亦提出:"火与元气不两立,一胜则一负。"李氏总结出人体之元气与体内失常之阴火间,具有相互对立的关系。一方面,元气充盛则阴火内潜,元气虚衰则阴火炽盛,而阴火炽盛又可进一步导致元气耗伤,阴火对元气而言,它有伤气的作用,故属邪气范围,具有实邪的特点。另一方面,阴火之产生又是由元气虚衰所引起的,因此证型又有虚证的表现,病证非虚非实,是虚实兼见。故火热之产生,既具有实火的特点,又是因虚而致,与虚火有一致之处,但其又与一般之实火、虚火不同,故为立阴火之名。

　　李东垣据气虚发热的病机,创立了补中益气汤用以治疗阴火证。其立方宗旨是:"脾胃虚者,因饮食劳倦,心火亢甚而乘其土位。其次肺气受邪,须用黄芪最多,人参、甘草次之。脾胃虚,肺气先绝,故用黄芪以益皮毛而闭腠理,不令自汗损其元气。上喘气短,人参以补之,心火乘脾,须炙甘草之甘以泻火热,而补脾胃中元气。若脾胃急痛且虚甚,腹中急缩者,宜多用之,经云:急者缓之。白术苦甘温,除胃中热,利腰脐间血。胃中清气在下,必加升麻、柴胡以引之。引黄芪、甘草甘温之气味上升,能补卫气之散解而实其表也,又缓带脉之缩急。二味苦乎味之薄者,阴中之阳,引清气上升也。气乱于胸中,为清浊相干,用去白陈皮以理之,又能助阳气上升以散滞气,助诸甘辛为用。"至于当归之用,李氏认为,"血虚以人参补之,阳旺则能生阴血,更以当归和之"。该方益气升阳泻火,因此病之本在于脾胃气虚,故以益气升阳为主,仅少用甘草以泻火热。

《脾胃论》阴火论概括起来有以下内容:① 补中益气汤所治发热,既有脾胃气虚之本,更有心火与肝肾阴火妄动之标;② 补中益气汤之立法,既有甘温补中升阳之意,又有甘寒泻火佐之;③ 补中益气汤之组方用参、芪、草甘以补气,升、柴以升阳,陈皮以理滞,当归以和血,白术以除胃中之热,而炙甘草又有泻阴火之意。李氏在该文之后还说:"少加黄柏以救肾水,能泻阴中伏火。如烦犹不止,少加生地黄补肾水,水旺而心火自降。如气浮心乱,以朱砂安神丸镇固之则愈。"一方面证明了补中益气汤可以加入泻火补水之品,另一方面也证明了该方组成已有泻火之药。

李东垣葛花解酲汤、化瘀方药运用

李东垣对脾胃病的理论和诊疗经验,贡献卓著,众所周知。临床上研读其论著,联系临床实际,获益良多。现就李东垣常法以外的运用体会,分享如下:

一、葛花解酲汤

《脾胃论》中葛花解酲汤,"治饮酒大过,呕吐痰逆、心神烦乱,胸膈痞塞,手足战摇,饮食减少,小便不利"。饮酒过量致病,历来有之,当今在城乡患者中亦常见。由于酒性辛热有毒,不仅在酒后即可发病,有的甚至积毒内留,祸害者多脏腑,解酲一法,运用得当,确有良效。

葛花解酲汤为因酒食不节、饮酒过多等诱发胃脘痛或痞胀的内科疾病首选方药,这类患者往往有本虚标实、寒热兼夹等特点,于辨证方中参用解酲之品,且嘱其戒酒勿饮,症情大多好转,病理改变得以相应改善。临床上主要掌握几点:① 饮酒引发,病程在 2 个月之内,胃脘痞胀疼痛者,参用解酲治法;② 一般均用葛花 10～15 g,曾饮白酒量多者加枳椇子 10～15 g,用药 10～20 日,常配以茯苓、泽泻;③ 伴有胸骨后下方及剑突部胀、痛,食后尤甚,因饮酒所伤,检查见食管下端、贲门部有炎症者,在辨证施方中加葛花、枳椇子,药液浓煎,晚间服药,服后即睡,效果更好。

其次本方适合用于急、慢性肝炎不论有无黄疸,凡起病或复发因于饮酒所伤,症状较显著,脘胀痞胀隐痛。食欲不振,肝功能不正常,可合用葛花解酲汤,以助"祛邪"。葛花解酲汤,对饮酒所伤之肝炎,具有清肝祛湿作用。葛花甘凉,不仅入胃,亦入肝经。临床上在辨证方中加用葛花、生甘草,症状改善明显,肝功能恢复良好,解酲之品能祛其湿毒也。

二、活血化瘀法

李东垣重视补益脾胃之气,基于"脾胃之气既伤,而元气亦不能充,而诸病之所由生也"的观点,所立补益脾胃之方,流传迄今,运用甚广。然而,李东垣认为"饮食不节,劳役所伤,以致脾胃虚弱,乃血所生病","夫脾胃不足,皆为血病,是阳气不足,阴气有余"。他对人体气血生理病理的机制,全面而辩证地分析,只是一般以补气著称而忽视其治血的经验。在东垣的论著中可以看出,应用或参用活血化瘀药物者共有 50 余方,其清阳汤,方中既有黄芪、升麻、甘草等补气升阳药,又有红花、当归、苏木等活血化瘀药,治疗面瘫病,比王清任所主治中风的补阳还五汤早 600 年。其他如东垣创通幽汤、调卫汤、升阳汤、三棱消积丸等参用活血化瘀之方,都能反映其独特经验,具有良好效果而却易被后人忽略。

(一)胃中积滞,消化不良

临床上因饮食不当,导致胃中停食难消,上腹胀满,甚则疼痛,不思饮食,一般病证如气滞湿热、寒凝等,据证运用理气和胃、化湿清胃或温中行气等方药,佐以消食导滞之品,自可逐渐缓解、向愈。但遇顽固、疑难病例,胃中积滞难消,或消而不尽,胃脘痞胀、疼痛多日不减,食欲不振,由于胃腑气滞而致血瘀,据东垣《脾胃论》卷下所列"三棱消积丸治伤生冷硬物,不能消化,心腹满闷",在辨证方中加用三棱、莪术,拓宽思路,从瘀论治,疗效亦随之提高。

(二)出血后脘痛

胃、十二指肠溃疡或慢性糜烂性胃炎因劳倦、饮食不当等因素,引发胃脘疼痛,若伴有上消化道出血之际,其痛常自行缓解。然出血止后,若又复脘痛,此时亦应考虑血瘀的病理因素。由于离经之血留滞,常使原有之气滞加重而互为因果。有些患者在出血之时,禁食数日,以致胃中空虚,胃气不足,或兼胃阴亏损,亦易使血瘀留而不祛。

瘀血脘痛之特点为隐痛与刺痛俱存,痛位比较固定,喜温而按之不适,大便或呈黑褐色,有近期上消化道出血史。舌质如有紫暗之色则更为典型。出血之后,同时常伴有神倦乏力、头目昏晕等症。若使用理气定痛之品,不仅效差,且理气若过辛燥,则又有损络、耗气伤阴之弊。五灵脂、香附、延胡索、赤芍、丹参、三棱等品可据证选用。胃气虚者配以山药、茯苓、炙甘草。兼阴虚者,配以太子参、麦冬、石斛等,益气而不滞气,顾阴而不滋腻。兼有郁热者,佐以制大黄、地榆、浙贝母、黄芩等。谷芽养胃而调和气血,常可配入。但需注意,在出血后 1 个月之内,忌用破瘀动血之品如九香虫、红花之类。三七粉行瘀定痛,对出血后脘痛甚为相宜,每次冲服 2 g,一日 2 次,有良效。

《脾胃论》不寐从脾胃论治浅析及临床应用

　　不寐,即通常所说之"失眠",轻者入寐困难,有寐而易醒,有醒后不能再寐,亦有时寐时醒等,重者彻夜难眠,2016年相关机构睡眠调查结果显示,中国成年人失眠发生率高达38.2%,金元四大家李杲的《脾胃论》提出不寐从脾胃论治理论,其经典名方补中益气汤和补脾胃泻阴火升阳汤在不寐病治疗中疗效甚佳。下面对两方在不寐病中的运用进行探讨。

　　李东垣所处金元时期,战争频繁,民不聊生,人们在水深火热中挣扎,繁重的劳役,饥饱失常,长期处于紧张与恐惧之中,脾胃易伤,从而产生各种疾病。当今社会虽然物质丰富,但生活工作节奏不断加快,精神压力剧增,饮食作息不规律,人们处于各类急慢性应激状态,思虑伤脾,饮食伤胃,过劳过逸均可导致脾胃损伤。当下时代背景与李东垣《脾胃论》时代虽异,但其对中焦影响相同,皆为脾胃易伤。

　　《脾胃论》中提到,"脾胃是元气之本","内伤脾胃百病由生"。脾胃受损,生化之源不足,故血虚不能上奉于心,心失所养,致心神不安,心血不静,可成不寐。《脾胃论·饮食劳倦所伤始为热中论》亦云:"既脾胃气衰,元气不足,而心火独盛。心火者,阴火也。"说明脾胃气虚,生化乏源,导致元气不足,元阴亏虚,肾水不足不能上济于心,心火失其制约,过于亢盛妄动,则可化为"阴火",心神被扰,阴阳失交,故而不寐。由此可见,《脾胃论》之"脾胃易伤,阴火乃生"的思想,甚合不寐阳不入阴之病机。

　　《脾胃论·饮食劳倦所伤始为热中论》认为,脾胃气衰,阴火乃生,"唯当以辛甘温之剂,补其中而升其阳,甘寒以泻其火则愈矣"。《脾胃论·脾胃胜衰论》云:"阳本根于阴,唯泻阴中之火,味薄风药,升发以伸阳气,则阴气不病,阳气生矣。"补中益气汤和补脾胃泻阴火升阳汤作为《脾胃论》补益脾胃、益气升阳、清泻阴火的代表方,目前仍然广泛应用于失眠、发热、慢性胃炎等疾病治疗,疗效明显。两方中均有黄芪、炙甘草、人参、柴胡、升麻,其中黄芪、炙甘草、人参甘温补中益气、益元气,以治本,《脾胃论·饮食劳倦所伤始为热中论》称三者"除湿热烦热之圣药也";柴胡、升麻辛散药升发阳气,引气上行。两方不同之处在于:补中益气汤用当归身以和血脉,合血为气母之意;橘皮导滞气,又能益元气;白术除胃中热,利腰脐间血;合此三药,补益之力更强。补脾胃泻阴火升阳汤则用苍术、羌活等风药,加强辛散升举之力,并燥湿化浊;并配甘寒的石膏,苦寒的黄芩、黄连,直泻"阴火"。由此可见,补中益气汤适用于严重的脾胃气虚证候,补胃泻阴火升阳汤则适用于气虚兼阴火亢盛上炎之证。补中益气汤和补脾胃泻阴火升阳汤在不寐中的运用,正切入失眠的脾气虚病机,以补中益气汤和补脾胃泻阴火升阳汤为核心处方治疗此类失眠常有情绪波动、消化症状等不适,疗效明显。补中益气汤治疗脾虚型不寐症见倦怠乏力,短气懒言,纳差,食不知味,胃脘痞满胀闷,腹胀,便秘或稀溏,畏寒,四肢欠温,易汗出,或有发热感,舌淡胖,边有齿印,苔薄白或白腻。补脾胃泻阴火升阳汤治疗脾虚胃热型不寐症,见倦怠乏力,消瘦,腹胀纳呆或消谷善饥,大便溏薄或便秘,或面红肌赤,牙龈肿痛等。

病案举例:刘某,女,48岁,因乳腺癌术后寐差1月余就诊。2019年11月因乳腺癌术后出现眠差,多梦,夜间口干多饮,多汗,头晕,腹胀乏力,纳可,面色萎黄,小便频,大便费力,质软,舌淡苔薄白,脉细。中医诊断:不寐(脾胃气虚);西医诊断:睡眠障碍。四诊分析乃脾气虚弱,无力摄津生津,以致夜间口干多饮。头晕,腹胀,大便费力,因脾胃衰弱,运转无力,升降紊乱,清阳不升,胃气不降。舌质淡黯,乃气虚血瘀之象。治以健脾和胃,益气升阳。方拟补中益气汤加减。原方加茯神30 g,酸枣仁25 g以增强运脾之力,宁心安神,加丹参30 g以活血化瘀。服药2周后,眠差明显改善,自觉平和。二诊于前方加生地养阴生津,滋潜相火,再进药2周。

补中益气汤临床应用辨析

补中益气汤是临床常用于治疗脾胃虚劳、内伤发热的常用方剂,在《脾胃论》中原方:黄芪1.5g(病重或劳倦热甚者3g),炙甘草1.5g,人参1g,当归0.6g,陈皮、升麻、柴胡各0.6~1g,白术1g,水三盏煎至一盏,去滓,食远稍热服。本方的用量,李东垣原方黄芪最多用到3g,其余皆为0.6~1g,意取轻清上升。后世医家用于济急时常加大剂量,病重者参、芪可用到9~15g。需要注意的是,升麻、柴胡二药用量不能太大,一般为1~2.5g,即使余药加至9~15g时,这二药也不得超过3g。因为内虚之证忌升散,本方借此二药只为升提下陷之清气,多用了此二药则使本方成了升散剂,非制方的原意。

本方主要用于治疗饥饱劳役内伤脾胃所致的身热心烦、头痛畏冷、懒言少食、四肢困倦、自汗口渴、不愿活动、动则气短而喘、脉象虚大之症;或因中气不足,清阳下陷所致泄痢,或寒热似疟久久不愈之症。饥饱劳役,伤其脾胃,中焦阳气下陷,则阴火上浮,故身热心烦(这并非外感实热之证);头为诸阳之会,清阳不升,则浊气上逆,故头痛(疼痛时作时止,不像外感者常痛不已);阳虚不能卫外故自汗;气虚故懒言、不愿活动;脾虚故少食、肢倦;脾胃虚则肺气不足,故气短;肺气不足,不能敷布津液,故口渴;脾虚中阳不升,清阳下陷,故泄痢;正虚邪陷,邪正相争,故寒热似疟久久不愈。病属内伤,东垣立补中益气汤以主之。若误作外感治,则重虚元气。本方是遵照《内经》"劳者温之""损者益之"的治则,选用甘温之品补其中气,升其中阳。清代医家柯琴说:劳倦形衰,气少阴虚而生内热者,表证颇同外感,唯李杲知其为劳倦伤脾,谷气不胜阳气,下陷阴中而发热,制补中益气之法。脾胃虚则肺气不足,肺为气之本,故方中以黄芪补肺护固腠理为主药;人参补元气,健脾益中,甘草和中益脾,合芪、参而除热为辅药(过度烦劳,则虚热内生,得甘温之品以益元气,而虚热自退,故东垣认为芪、参、草三药为除烦热之圣药);更以白术燥湿健脾,当归和血益阴,陈皮理胸中清浊相干之乱气,且防甘味药导致滞满,共为佐药;升麻、柴胡升阳明、少阳之清气,提中焦下陷之清气,清阳升则浊阴降,再用生姜、大枣和营卫、开腠理、致津液,共为使药。中虚得补,元气恢复,诸症自愈。赵献可曾说:"凡脾胃,喜甘而恶苦,喜补而恶攻,喜温而恶寒,喜通而恶滞,喜升而恶降,喜燥而恶湿,此方得之。"

补中益气汤原为饮食劳倦内伤元气，内生虚热，病状类似伤寒之证而设。此证实属气虚发热，切勿用治疗伤寒的汗、下之法去治。故《医贯·主客辨疑·伤寒论》中说："若读伤寒书而不读东垣书，则内伤不明而杀人多矣。读东垣书而不读丹溪书，则阴虚不明而杀人多矣。……东垣《脾胃论》，与夫内伤外感辨，深明饥饱劳役发热等证俱是内伤，悉类伤寒，切戒汗下。以为内伤多外感少，只须温补，不必发散。外感多而内伤少，温补中少加发散，以补中益气一方为主，加减出入。"由此可见，内虚之人冬季受寒而恶寒、发热、无汗、脉浮紧时，可用补中益气汤加些麻黄，脉浮缓有汗者，可加桂枝、白芍。但后世医家皆把此方用为调补气虚之药，是采取本方配伍之妙和调补中焦阳气的功能而变化运用的。确有许多阳虚、中虚之证，得用本方而治愈。本方加蔓荆子、川芎治疗气虚头痛；加藁本、细辛、吴茱萸治疗头脑中疼痛或空痛；加羌活、防风、威灵仙、海桐皮治虚人感受风湿而周身疼痛；加茯苓、益智仁、肉豆蔻治疗久泄；加白芍、甘草、吴茱萸、乌药治中虚腹痛；重用当归再加熟地治因中气虚而致的血虚（包括各种贫血）；重用人参（或以党参 10～15 g 代替）再加茯苓、枳壳（15～30 g）治由于脾失健运、中焦清阳下陷而致的胃下垂、子宫脱垂（症见身体软弱、面色萎黄、腹部发坠感、饭后腹胀倒饱等）；加青蒿、银柴胡治疗青年女子西医查不到原因的低热症候群中医辨证属劳倦伤中内生虚热者。本方不但可治脾胃气虚，亦可调补心、肺、肝三脏。如加五味子、款冬花、紫菀、旋覆花等，可治肺气虚而气喘、咳嗽，此乃符合《难经》"损其肺者益其气"的治则。加香附、厚朴、青皮、蔻仁，可治肝气郁而致的脘闷腹胀、食欲不振等，此寓有《内经》"木郁达之"之意。五脏之中唯肾虚者不可用此方。

近些年来，有人用补中益气汤做实验，证明它对子宫及其周围组织有选择性收缩作用，并能调整小肠蠕动及恢复肠肌张力，对营养机能是有直接影响的。其中升麻和柴胡在药方中对其他药有明显协同作用，并能增加这些药物的作用强度，尤其在肠蠕动方面。如去掉这二味药，本方对肠蠕动的作用随即减弱。若单用这二味药，则无以上各种作用。可见在临床加减运用本方时，不能把升、柴全部去掉，如去掉这二味药，则失去本方的特点，而成为其他作用。

黄连温胆汤临床应用体会

黄连温胆汤即温胆汤加黄连而成方,出自《备急千金药方》,由半夏、枳实、陈皮、竹茹、甘草、生姜组成,以其温养胆气为主要功效,用于治疗胆寒所致之大病后虚烦不得眠。后世医家在应用时不断扩展,《三因极一病证方论》中进一步扩大了温胆汤的主治定位,拓宽了其适应范围,"痰涎""气郁"所变生的诸症都可应用温胆汤,并可随具体病情加减变化。如偏寒者加大生姜、陈皮用量,偏热者可加黄芩、黄连。单加黄连即为黄连温胆汤,首见于《六因条辨》,可治胆郁痰热、胆胃不和等证,易温胆之意为清胆之功。所以,后世以此为基本方衍化,临床应用甚广。

临证应用,千方易得,但一效难求,有时根据病情变化在治方中更换一两味药或变化药物的用量,效果就迥然不同。尤其是疑难杂症缠绵难愈,或因病邪峻烈,或因正气不支,或因症情复杂,宿疾复加新病,内伤兼外感,寒热错杂,虚实互见。临证时要充分认识病因病机的复杂性,辨证抓住主要矛盾,再结合不同病情灵活加减。如用黄连温胆汤加酸枣仁、远志、合欢皮、金石斛、淮小麦、琥珀粉,治疗心悸、不寐、脏躁等;加明天麻、煨葛根、杭菊花、五味子、柴胡梗、代赭石,治疗高血压、颈椎病等导致的眩晕;加延胡索、蒲公英、广郁金、紫丹参、檀香木等,治疗急、慢性胃炎、溃疡病属肝胃不和、痰热内扰证;加大黄、芒硝、栝楼,治疗温热病、急性胰腺炎、习惯性便秘,属热结肠腑、痰火内盛者;合三子养亲汤、葶苈汤治疗顽固性哮喘等。杨从鑫根据多年临床经验,以黄连温胆汤加减治疗胃痞、胃痛、胁痛、胸痹、嘈杂、吐酸、泻痢等,每每收效显著。

 病案一

张某,男,49岁。

初诊(2017年9月8日):主诉胃脘部胀满不适1年。

2016年12月22日胃镜检查示:反流性食管炎,萎缩性胃炎,十二指肠球腔变形,病理示:轻中度慢性炎,中度肠化伴上皮轻度非典型增生。刻下:胃脘胀满时见,口干不能多饮,矢气频多,二便尚调,夜眠入睡困难,舌质暗红,苔白腻,脉来细弦,症属胆胃不和,气机逆乱,以舌脉会诊。

西医诊断:反流性食管炎,萎缩性胃炎,十二指肠球部变形。

中医诊断:胃痞　胆胃不和,气机逆乱。

治则治法:清胆和胃,行气止痛。

处方:黄连温胆汤出入为治。姜竹茹10g,枳壳15g,姜半夏10g,茯神20g,绿梅花20g,石斛15g,枣仁25g,炒川连3g,八月札15g,炒丹参15g,檀香6g。疗效甚佳。

病案二

李某,女,25岁。

初诊(2020年1月7日):主诉产后抑郁伴失眠半年余。

患者产后近半年出现难以入睡、易惊醒,心烦易怒,时有心慌、胸闷,口苦口干,欲饮,小便黄、大便稍干。望问切诊:形体偏胖,面潮红,舌红,苔稍黄,考虑为痰火扰心,肝火亢盛,以黄连温胆汤加减治之。

西医诊断:产后抑郁,窦性心动过速。

中医诊断:郁病　痰热扰心证。

治则治法:清热化痰,疏肝解郁,养心安神。

处方:酒黄连10g,陈皮15g,法半夏8g,姜竹茹15g,茯苓15g,郁金15g,柴胡12g,石斛15g,绿萼梅12g,灯心草3g,琥珀3g(冲服),炒酸枣仁25g,莲子心30g,合欢花10g。

7剂,水煎服,一日1剂。

二诊(2020年1月14日):患者心慌、胸闷有所减轻,睡眠改善,但近2日感冒,出现咽痛,大便仍干,舌红,脉滑数。上方去绿萼梅12g,灯心草3g,莲子心30g,加金银花20g,连翘15g,牛蒡子15g疏风清热利咽。

按:《血证论》中说:"心中有痰者,痰入心中,阻其心气,是以心跳不安。"郁病凡痰饮内生者,病多日久,虚实夹杂,不仅心病,还涉及肺、脾、肝、肾等脏,故证情错综复杂,辨证其难,热扰心神则失眠。温胆汤出自唐·孙思邈的《备急千金要方》,原方由半夏、竹茹、枳实、陈皮、茯苓、生姜、甘草组成,用于治疗大病后虚烦不眠,眩晕心悸,呕吐,嘈杂,甚则癫痫等症,后世医家加入黄连组成黄连温胆汤,临床常用于久病之后有痰饮郁蓄,胸膈余热未清,胸胁气机失和,因而产生虚烦惊悸等症者。有清痰利气,调畅气机之功。气机调和则胆之痰热自去,邪去则正安。

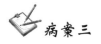
病案三

鞠某,女,60岁。

初诊(2020年12月29日):主诉反复头晕2年,加重2天。

反复头晕6年,近2天感冒后头晕加重,头重如裹,伴恶心欲吐,全身困重,疼痛,腹胀满,时有泛酸、呃逆,时有咽痒咳嗽,咳白痰,纳食一般,口唇干,饮水一般,大便不干。既往史:高血压病。体格检查:神清,精神一般,心肺(-),舌淡红,苔白腻,脉弦滑。辅助检查:头颅CT示:腔隙性脑梗死。

西医诊断:腔隙性脑梗死。

中医诊断:眩晕　痰湿中阻证。

治则治法:化痰祛湿,健脾和胃。

处方:黄连温胆汤加减。陈皮15 g,清半夏10 g,厚朴15 g,麸炒枳实10 g,酒黄连6 g,茯苓15 g,石菖蒲20 g,麸炒苍术10 g,桔梗10 g,麸炒僵蚕10 g,石斛15 g,海螵蛸20 g,生薏苡仁30 g,车前草10 g。

共7副,每副400 mL,一日1剂,早晚分服,水煎,饭前温服,400 mL饮片。

二诊(2021年1月8日):头晕减轻,仍有腹胀满,呃逆,舌淡,苔白腻,脉弦滑,上方去黄连、石斛、石菖蒲,加砂仁6 g,旋复花10 g以行气消胀,降气化痰。共7剂,水煎服,一日1剂。

三诊(2021年1月16日):诸症基本消失,以香砂六君子丸调养。

《医宗必读》从脾肾治疗老年病思想浅析

《医宗必读》为明代医家李中梓所著,内容涵盖医理、药学、方书、证候诊治与病案等。李氏在学术上继承金元时期如张元素、李杲、张介宾等诸家思想,博采众长,提出许多著名医学观点,临床造诣很深。其中"肾为先天本""脾为后天本"对于调治老年性疾病有较高的学术价值,简述如下:

关注脾肾,尤重补土。李氏谓:"善为医者,必责其根本,而本有先天后天之辨,先天之本在肾,肾应北方之水,水为天一之源,脾为中宫之土,土为万物之母。"肾为元气之根,人身之阴阳皆起始于肾,受之于先天禀赋,故为先天之本;人之生命赖水谷以滋养,"饮入于胃,游溢精气,上输于脾,脾气散精",饮食入胃,通过脾胃运化功能,将水谷精微输布并滋养五脏六腑与四肢百骸。而先天亦需后天之补养,因而,脾肾均为人体生命之根本。李中梓对老年虚痨、便秘、下血、咳嗽、痢疾以及噎膈反胃等病证的治疗,无不是从脾、肾着手治疗。如治黄贞之父,下血甚多,面色萎黄,发热倦怠,盗汗遗精。中梓诊后曰:"脾虚不能统血,肾虚不能闭藏,法当以补中益气五剂饼一而进之。十日汗止,二十日血止,再以六味地黄丸间服,一月而安。"李氏认为:"有此身必资谷气,谷入于胃,洒陈于六腑而气至,和调于五脏而血生,而人资之以为生者也。"对老年人脾肾并治犹重理脾,正与《内经》中所述老年人阳明脉衰,天癸竭的生理机能特点相符,是顺应天理,法取自然。其老年病治疗大法特别强调:"补肾理脾,法当兼行。"其调理脾肾又重在理脾思想与刘完素之少年治肾,中年调肝,老年扶脾思想有异曲同工之。李氏此观点在临床上对调治老年病有指导意义,尤其是对于目前比较火的亚健康状态的调治更为重要。而现代诸多治疗方药,随意选取中医理论中的只言片语,不顾人体在老年阶段阳明脾胃衰生理特点,却是突出补肾,的确是本末倒置,弊端丛生,无益于老人之调养与治疗。

注重养胃,慎用攻伐。现代社会,西医盛行,抗生素、杀毒灭菌、抗肿瘤等临床应用广泛。中医受其影响颇深,临证多见一味攻伐,滥用清热解毒、活血化瘀等药物。李氏在《医宗必读》认为"中本虚衰,而复攻其积,元气不愈竭乎","胃气一败,百药难施"。提出对老年病的治疗要调养胃气,反对"唯知尽剂,不顾本元"者。对先天元气虚亏者,更应"多事调养,专防尅伐,多事温补,痛戒寒凉,假令病宜用热,亦当先之以温,病宜用寒,亦当先之以清,纵有积宜消,必须先养胃气……不得过剂"。此论虽然并非专门针对老年病而言,但对老年病的治疗有很强的指导意义。老年患者一般都脾胃虚弱,不耐大寒大热,很难承受峻攻恶补,特别是滋阴之剂,阻遏着脾胃运化,临证时需注重调养温补。如方春和案,患噎三月,日进粉饮一锺,腐浆半锺,且吐其半,六脉细软,此虚寒之候也。中梓用理中汤加入乳、姜汁、白蜜、半夏,一剂便减,十剂而日进糜粥,更病注重养胃的思想。如杜完三夫人,淋沥两载,靡药不尝,卒无少效。中梓诊之,见其两尺沉数,为有瘀血停留,法当攻下,因在高年,不敢轻投,但于补养气血之中,加琥珀、牛膝以数十剂收功。而夫人躁急求功,再剂不效,辄欲更端,遂致痼疾。时下此类情况十分普遍,例如胸痹心痛为本虚标实之候,但病人和一些医者受西医思路影响,不加辨证妄用活血化瘀成药,或将中药西用,不论其脾胃功能如何,非活血化瘀不成其治。更有甚者,将丹参、三七之流,经年累月,常服不断。还有未闻其言先有浓烈之冰片味扑鼻而来,其脾胃之气岂有不伤之理。正气亏损,则气化不行,痰瘀何以得消。此非药物无效,而是人之愚昧,要思留得一分胃气才有一分生机,临证务须慎重对待。

李中梓治泄九法

李中梓在《医宗必读·泄泻》篇中提出了著名的治泄九法,即淡渗、升提、清凉、疏利、甘缓、酸收、燥脾、温肾、固涩,至今仍在临床上广泛应用,其均是以《内经》理论为指导。

一、治泄九法

(一)淡渗法

是运用甘淡性平、利水渗湿的药物"利小便以实大便"。其《内经》理论基础为"其在下者,引而竭之",出自《素问·阴阳应象大论》。引,引导、通利;竭,祛除。病邪在下的病症,可用泻下、渗利的方法,引导病邪从下祛除。淡渗法适用于水湿壅盛之泄泻,常用药有茯苓、泽泻、车前子、薏苡仁等。本法是治标之法,临证时需配合健脾、补肾等治本之品,祛邪不伤正。运用本法的前提是体内津液未亏,否则分利太过,徒伤气阴。

(二)升提法

是运用升提药治疗脾虚气陷之泄泻,其《内经》理论基础为"下者举之",出自《素问·至真要大论》。对气虚下陷一类病证要用补中益气的方药来升提中气。《内经》中还有"风能胜湿"之说。本法常用药有柴胡、升麻、防风、羌活、葛根等祛风升散之品。

(三)清凉法

是运用清凉之剂治疗热迫肠道之热泻。《素问·至真要大论》云:"热者寒之,温者清之","热淫于内,治以咸寒","火淫于内,治以咸冷",指热性病证要用寒凉的方药治疗。本法常用药有黄连、黄芩、黄柏、五方草等。临证时需注意中病即止或反佐温药,以免苦寒太过戕伐脾胃之阳气。

（四）疏利法

是运用"实者泻之""通因通用"理论治疗因实因滞引起的泄泻。"实者泻之"出自《素问·三部九候论》，指实证见实象，采用攻逐法治疗。《素问·至真要大论》提出："通因通用。"指病证外现通利不止之虚象，而病的内在本质是实，选"通因通用"的治法，用泻实的方法治疗。本法常用方枳实导滞丸，其中大黄、枳实因势利导，推荡积滞，使邪去而正自安。常用药物有大黄、枳实、枳壳、木香、槟榔等。

（五）甘缓法

是运用甘缓平和的药物甘温运脾，缓急止泻。《素问·至真要大论》提出："急者缓之。"急，拘急之证；缓，缓和、缓解。《素问·阴阳应象大论》亦云："甘生脾，脾虚则以甘补之。"以甘味药物调补脾脏。常用参苓白术散、六君子汤加减，常用药物有太子参、山药、黄芪、炒白术、扁豆、莲子、甘草、大枣等。

（六）酸收法

是运用酸味药物酸敛止泻，酸甘化阴。《素问·至真要大论》云："散者收之。"指精气耗散的病证，用收敛的方法治疗。常用药有乌梅、五味子、山萸肉、木瓜、生山楂、石榴皮、诃子等。本法适用于病程较长、仅正虚为主的泄泻，否则易致闭门留寇。

（七）燥脾法

李中梓云："泻皆成于土湿，湿皆本于脾虚。"故遵循《内经》"虚者补之"理论，常选平胃散燥湿运脾。湿热者，加黄连、黄芩清热燥湿；寒湿者，加炮姜、草豆蔻温化寒湿，桂枝通阳化气；湿盛者，加茯苓、泽泻、车前子利湿止泻；脾虚者，加参苓白术散、六君子汤益气健脾化湿。

（八）温肾法

是运用温肾的药物治疗肾虚泄泻。《素问·至真要大论》提出："虚者补之，劳者温之。"指虚证者，正气不足，治当补益其正，用温养法。《素问·阴阳应象大论》言："形不足者，温之以气。"指形寒肢冷者，用温气之法。运用温肾法的泄泻病机为命门火衰，温肾的同时常配合健脾药物，因为肾虚多由脾虚发展而来，本病中脾肾两虚证更为多见。常用四神丸，可加附子、肉桂增强温阳补肾之功。

（九）固涩法

是运用收涩药物治疗脾肾亏虚，中气下陷，滑脱不禁，关门不固之泄泻日久。

经曰："滑者涩之。"指久泄虚滑不禁者,宜涩之。常用赤石脂、禹余粮、乌梅、石榴皮、诃子、芡实等。本法运用的前提是腹不胀痛,苔不腻,纯虚无邪,否则不能用涩,同时针对病因,加入健脾、温肾、疏肝等治本之法。

二、临证体会

(一) 治病求本

泄泻与肝、脾、肾三脏病变相联系。三脏功能正常对泄泻的发生与转归起着关键作用。针对脾虚、肝郁、肾虚三个主要病因,李中梓提出了升提、燥脾、温肾3种方法以治本。升提法主要通过益气提升、补益脾气、提升中气达到升阳止泻的目的,用于症见泄泻脱肛、腹痛肠鸣、脘闷纳少、舌苔白腻、脉濡缓者;另外也可条达肝气,用于临床症见腹痛肠鸣、泻后痛减、舌质淡红、脉弦,每因情绪变化而诱发之肝郁乘脾者。燥脾法通过应用燥湿健脾的药物培土祛湿达到止泻的目的,用于症见大便溏泄、脘腹胀满、不欲饮食、倦怠乏力、苔白腻厚、脉缓者,温肾法应用温补脾肾的药物治病求源,治疗泄泻日久,脾病及肾,肾阳虚衰,不能温养脾胃,运化失常而泄,症见完谷不化、形寒肢冷、腰膝酸软、舌淡苔白、脉沉细。

(二) 祛除标实

泄泻外邪多为风、寒、湿、热等,而以湿邪为主,故临床常应用淡渗法淡渗利湿以治泻;湿多夹热,清凉法以清热利湿的药物为主,治疗湿热并存的泄泻之症;疏利法主要用于实邪留滞引起的泄泻,使用理气、导滞、消导、化瘀等药物为主,用于食滞肠胃者、肝气犯胃者、痰凝气滞者、气血瘀滞者。

(三) 急则治标

甘缓、酸收、固涩三法主要是泄泻发生的某个病症阶段的治疗法则,以治标为主。甘缓法在急病之时使用甘缓的药物达到"急者缓之"的目的,缓解泄泻急迫的症状。酸收法用于久泻不止或反复发作,正气耗伤,症见形体消瘦、皮肤干燥、五心烦热、舌红少苔、脉细数者,用酸收之品以收敛正气而止泄泻。固涩法更多地被应用于治疗久泄不愈、滑脱不禁的病症。

分消走泄法方药规律分析

分消走泄法是叶天士《温热论》中治疗湿热病的主要方法。分消是因势利导应用开上、畅中、渗下的方法祛除湿邪,通过祛湿使阳气通达;走泄是指用行气之品,宣通气机,使气行湿去。湿热病常以脾胃为中心,脾胃纳运结合,升降相因,燥湿相济共同完成着食物的消化、吸收、转输。湿热最易损伤脾胃,而脾胃功能失调也最易内生湿热。湿为有形之邪,湿热相合,热蒸湿动,就会弥散三焦,湿性黏腻,又很少传变,难以清除,必然导致三焦气机不畅,气化不行,水道不通,水液代谢障碍等变化而出现相应症状,治疗当从祛除湿邪通利三焦水道入手。所以叶天士提出"分消上下之势"的治法。临床凡是内伤杂病属痰、饮、水、湿类疾患,亦可以此法变通应用。结合历代温病名家遣方用药特点,总结分消走泄法方药规律如下,供大家参考:

(1) 上焦湿热,重在开肺气,选轻清辛味之品,如杏仁、枇杷叶、栝楼皮、桔梗、桑叶、旋覆花、苇茎、紫菀、薄荷、苏叶、竹叶等。方如杏苏饮、桑杏汤、小陷胸汤、三仁汤等。

(2) 中焦湿热,重在运脾气,可选辛苦或芳香之品,如半夏、厚朴花、代代花、佛手、藿香、佩兰、稻谷芽、砂仁、石菖蒲、大麦芽。方如藿朴夏苓汤、藿香正气散、温胆汤,半夏泻心汤等。

(3) 下焦可选淡渗通络之品,如湿热,重在通利膀胱,茯苓、猪苓、泽泻、滑石、瞿麦、寒水石、晚蚕砂、白茅根、冬瓜皮、通草、萆薢等以宣通导浊,或可加入温化肾气之味,如肉桂、附子,方如五苓散汤等。

若湿热阻遏膜原,寒热如疟,当和解膜原,选柴胡、厚朴、槟榔、草果、藿香、六一散、苍术、石菖蒲,方如达原饮等。

若湿热初犯阳明肌肉,恶寒发热,身重关节疼痛,宜宣阳明气分,选滑石、豆卷、茯苓皮、苍术皮、藿香、鲜荷叶、通草等。方如五加减正气散等。

若湿热侵入经络隧中,病见口噤,四肢拘急,甚则角弓反张,此湿热生风所致。宜用风药宣通经络,选鲜地龙、秦艽、威灵仙、滑石、苍耳子、丝瓜络、海风藤、络石藤等。方如宣痹汤等。

若湿热久羁,三焦弥漫,还会出现神昏谵语,二便不通,胁下结块,久热不退等,治当祛湿清热、升清降浊。可选寒水石、晚蚕砂、皂荚、猪苓、茯苓、苏合香、水牛角、麝香、菖蒲、郁金等。方如宣清导浊汤、苏合香丸等。

对于湿热病的治疗,历代许多医家都有阐述。杨从鑫在临床治疗中焦脾胃湿热证,常喜用温胆汤辨证加减。温胆汤是分消走泄法方药的典型代表,方中以苦寒的竹茹为君,清热和胃,化痰止呕。甘草、生姜为臣,调胃益气止呕。以半夏、陈皮之辛温,配枳实之苦降,辛开苦降,行气开郁,燥湿化痰,降逆止呕。茯苓淡渗,健脾以升清,利尿以逐邪。方中诸药配伍,行气机,祛痰湿,通三焦而清脾胃湿热。临证时可根据湿重、热重之不同,加减化裁,常获良效。

附录　杨从鑫小传

一、医学启蒙

杨从鑫(图1)出生于皖北地区太和县的一个中医世家,其父是当地颇有声望的中医,常年在四邻八乡间奔波,治愈无数病人,解除了成千上万人的病痛折磨。杨从鑫在父亲言传身教、家庭耳濡目染的环境中,从小就埋下学习中医的种子。9岁时,当地发生瘟疫,许多人患病不治而亡,杨从鑫家族中亦有多人染病,包括他本人、弟弟、妹妹和表妹四人,疾病并发症使孩子们饱受折磨,其父全力救治,却丝毫未见疗效。"在那年春天,他们三个都被病魔夺去了生命,我在经历了一段极其痛苦的折磨后,竟然奇迹般地幸存下来了,当时,看着身边的亲人一个个离我而去,那撕心裂肺的疼痛,我今生都无法忘记",谈到这段经历,虽然已过去许多年,但杨从鑫依然难掩悲怆,情不自禁流下了眼泪。也就是从那时起,杨从鑫下定决心学好中医,目的就是治病救人,使人们免受疾病带来的痛苦。

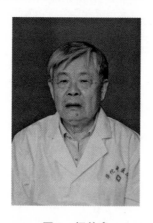

图1　杨从鑫

1953年,刚满14岁的杨从鑫就开始跟随父亲学习中医,读经典《黄帝内经》《金匮要略》《伤寒论》,背诵方歌、药性都非常认真,从不偷懒。杨从鑫曾经对采访他的记者说:"如果现在让我对我的事业进行归纳,我认为'认真'这个词贯穿了我一生从医的始终。"也正是这种认真执着的精神,使他一步步从普通人成为国家级名老中医。杨从鑫虽然现在已经退休十余年,但他仍然一如既往地按时上班坐诊,每天接待病人四十余个,许多外地甚至外国的病人都慕名而来。每天无论早晚,他都会认真看完所有病人,经常过了中午吃饭时间仍不能下班,杨从鑫经常说:"病人很辛苦,不仅要忍受病痛折磨,还要忍受舟车劳顿之苦,能早些给病人解决病痛,我个人辛苦些都算不了什么。"

二、刻苦学习,终成名医

杨从鑫为了更系统地学习中医知识,于1958年考入阜阳地区卫校。通过三年刻苦学习,杨从鑫以优异的成绩毕业,毕业即分配到当时的亳县(现为安徽省亳州市)华佗中医院工作。两年后,又调到亳县人民医院工作。当时亳县四大名医之一的寇瑞庭老先生在该院工作,名望很高,找他就诊的病人很多。那时寇老已经年近七旬,又因患病原因不能书写处方。卫生主管部门和医院领导一直想选一名勤奋好学且有中医功底的年轻医生协助寇老工作,同时继承其学术思想。杨从鑫在工作时勤勤恳恳,刻苦钻研中医,院领导正是看中了杨从鑫的这些优点,指派他脱产跟师寇老。每天杨从鑫跟师寇老,仔细抄方,认真记录病案及分析病情,揣摩临证精要。三年后,病人就诊都先由杨从鑫问诊把脉,开出处方,然后再由寇老临证指导,杨从鑫给病人开出的处方中十之八九都能被寇老认可。杨从鑫跟师学习十年,不仅侍诊抄方,还时常照顾寇老的日常生活,深得其喜爱,尽得其真传。寇老现在已经去世多年了,杨从鑫依然深深怀念他的老师,他经常对我们众弟子说:"寇老平时对我要求很严格,临证看病不能有丝毫差错,也正是他老人家的严格要求成就了我,我的许多临床经验都是来源于这个时候啊!"

1982—1983年,杨从鑫为了更深入系统地学习中医,又在安徽中医学院(现安徽中医药大学)脱产进修,学习成绩优秀,得到师生一致好评。正是杨从鑫这种孜孜不倦的学习精神,使其临证水平日益精湛,许多疑难杂症、"不治之症"在杨从鑫这里得到治愈和改善。曾有一位17岁的男孩,高热37天,在当时亳县医院用西医方法治疗一个月均无效,遂邀请杨从鑫会诊,患儿体温39℃以上,恶寒,皮肤干燥无汗,微咳,脉象紧。杨从鑫脉症认为当属太阳表实证,选用《伤寒论》原方麻黄汤(麻黄15g,桂枝15g,杏仁12g,甘草5g)内服,一日1剂,三天后患者热退而痊愈。另有崔某之女,出生后即发热,每天38～39℃,满月仍未愈,一天多次发热,汗后热解,旋即又起,多方诊治一直无效,也不能明确诊断,好多医生建议放弃治疗,家人甚是焦急。崔某抱着试试看的心理请杨从鑫诊治,他仔细诊治后予柴胡葛根汤煎服,花费仅1角7分即痊愈。到现在,崔某还时常到医院看望杨从鑫,每提起此事,感激之情溢于言表。

中医治疗流行性乙型脑炎（简称乙脑）是杨从鑫突出的临床经验之一。我国20世纪六七十年代流行性乙型脑炎大流行，亳州也是流行地区之一。每到七、八、九三个月，乙脑患者往往挤满了传染科病房。轻症患者仅发热、轻度抽搐，重者高热持续、昏迷不醒、全身抽搐、二目窜视、喉中痰鸣、声如曳锯，西医治疗仅对症处理，轻症效果尚好，但重症、极重症死亡率很高，存活下来的也大多留下明显后遗症。政府和卫生局很重视，要求采用中西医结合治疗，杨从鑫参加了中医救治组。杨从鑫根据疾病的症状、发病特点，认为该病不能以《伤寒论》《金匮要略》进行辨治，而应以王孟英、吴鞠痛的温病学说辨证施治，提出本病属于"暑瘟、暑风、暑厥"范畴，临证治疗，轻症患者以银翘散去豆豉、荆芥，加大剂量大青叶；重症以清瘟败毒饮为主方，多去掉方中桔梗、白芍、玄参，而石膏、大青叶重用。经过杨从鑫治疗的乙脑病人死亡率明显下降，即使重症也很少留下后遗症，使许多家庭走出了痛苦的深渊，这种突破性的创举也使杨从鑫声名鹊起，知名度迅速提升。

杨从鑫经常和我们说："学习中医要熟读经典，但临证时一定要讲究辨证论治，仲景经方很好，但也不能包治百病。例如乙脑、流行性脑脊髓膜炎（简称流脑）等这些疾病就不能按照伤寒六经辨证治疗，而要按照温病学卫气营血辨证治疗。不管经方，还是时方，都要根据辨证选方，灵活应用，才能更好地服务于临床。"

运用中医手段治疗胃溃疡导致的胃穿孔是杨从鑫的又一成果。当时这种病为常见病、多发病。由于生活条件的限制，对于重症患者，西医一般给予禁食水及手术治疗，但并发症较多，预后常常很差，死亡率居高不下；杨从鑫根据张仲景先师在《伤寒论》中对阳明腑实证有关的论述，提出以清热解毒法与攻下法合用，以大承气汤为主方，且生大黄重用到50～100 g，合用黄连、黄芩、连翘等以清热解毒，加用白及以促进穿孔愈合，临床上取得了良好的疗效。杨从鑫在20世纪70年代，中西医结合治疗胃穿孔上百例患者，无一例手术，患者一般治疗7～10天就可出院，打破了西医依赖手术的做法。这种突破性的创举在中医学界引起巨大反响。

杨从鑫悬壶济世50年以来，潜心中医学研究，以他精湛的医术和高尚的医德赢得患者的信任，同时也得到各级政府的认可。先后被评为亳州市首届"专业技术拔尖人才"，亳州市名老中医，安徽省名中医，国家级名老中医，安徽省第三批名老中医工作室学术经验传承指导老师，第五批、第六批全国名老中医药专家学术经验继承工作指导老师，享受市政府津贴。虽然杨从鑫已经80多岁高龄，退休多年，但他仍然坚持在门诊一线为患者看病（图2）。他声名远播，仍默默耕耘临床一线，一心一意为患者解除病痛之苦，当之无愧为目前亳州中医界的一面旗帜。

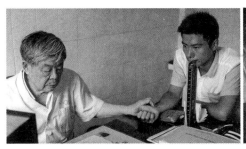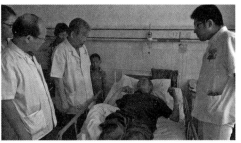

图2　杨从鑫在门诊和病房为患者看病

三、淡泊名利，扶掖后辈

杨从鑫矢志医学，秉承华佗精神，为亳州中医药发展无私奉献着，不求回报，对于个人名利看得很淡。由于医术高超，经他治好的疑难病人不计其数，许多人为感谢他的救命之恩送钱送物，可杨从鑫无一例外都拒绝。曾有一杭州富商，高热一个多月，看遍当地及附近的各个大医院，后来到上海某大医院就诊也没能治好。最后经人介绍到杨从鑫门诊就诊，杨从鑫经过仔细辨证分析，仅仅几服中药服下患者即热退病消，家人万分感激，连声称奇。为了表示感谢，家人拿出红包要送给杨从鑫，杨从鑫坚决不接受，并说："这是对我人品和人格的侮辱，看好病人，是我作为医生的职责，我收了你的红包，就是给我抹黑，给华佗故里抹黑。"凭着精湛的医术和高尚的医德，杨从鑫赢得广大患者的信任、同事的尊重以及领导的赏识。

杨从鑫一直秉承"宁为良医，不做良相"的宗旨，他推辞不做院长的故事一直是亳州医疗界的美谈。1982年，亳州华佗中医院老院长退休，卫生主管领导为了中医院长远发展，想物色一个年富力强、品行端正又熟悉中医业务的人担任院长，经过领导们讨论，最终决定从县人民医院调杨从鑫到中医院任职院长。这对于很多人来说是梦寐以求的好事，但对于一心只想着临床工作的杨从鑫却是一件烦心事，因为他一直心系患者，不愿意脱离临床工作。一旦做了院长，行政事务繁重，将使他无法从事临床工作，几经推辞杨从鑫最终勉强接受业务副院长的职务。这么多年过去了，杨从鑫依然不后悔当时的选择，因为他做医生目的就是为了治病救人，解除病人疾苦，而不是为名利。

传承，是中国传统文化生存发展的主旋律。中医学是中华民族的瑰宝，是一门实践性很强的科学，名老中医药专家的学术继承是中医学发展的重要推动力。身为全国名老中医学术继承导师，杨从鑫每天不仅要坐诊看大量病人，同时还要负责带教学生。到目前，杨从鑫已培养出寇宏斌、李献华、马奎军、程玉峰、王献力、陈继玲、杨俊、蒋玉清等20余人，目前这些学生都在一线从事中医临床工作，许多人在各自领域已经取得骄人成就,这与杨从鑫悉心传授和严格要求密不可分。现在杨从鑫虽然已经退休,但他为了中医传承和发展,依然每天坚持上班,一方面坐诊看病,另一方面医院每年挑选 2~3 名年轻中医师跟他学习,杨从鑫对于每位学生依然悉心指导,毫不保留地把临证心得传授给他们,为中医传承鞠躬尽瘁(图 3)。

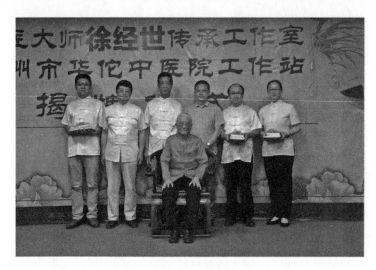

图 3　杨从鑫和他的学生们

　　亳州,一座有着深厚历史底蕴的文化名城,素有"中华药都"之称,更是一代神医华佗的故乡。在这里,中医药文化历久不衰,究其原因正是一代代中医人执着地传承发展,而杨从鑫也是其中代表。他心系苍生,矢志岐黄,秉承华佗精神,传承发展华佗医学。从医 50 多年以来,一直坚持"德不如佛,不可为医",他高尚的医德和深厚的中医文化知识,深深影响着继承者们,当之无愧为目前亳州华佗医学的领军者。

参 考 文 献

［1］ 王献力,杨从鑫.名老中医杨从鑫治痰经验[J].中国中医药现代远程教育,2012,10(2):92.

［2］ 程玉峰,郝庆伟.杨从鑫名老中医治疗汗证经验[J].河南医学研究,2019,28(9):1537-1539.

［3］ 王献力,杨从鑫.杨从鑫治疗肝硬化腹水经验[J].中国中医药现代远程教育,2011,9(5):12-13.

［4］ 马奎军.杨从鑫治疗脾胃病经验[J].中医药临床杂志,2012,24(8):710-711.

［5］ 刘碧山.杨从鑫主任医师慢性肾炎治疗经验总结[J].中国中医药现代远程教育,2012,10(1):95-96.

［6］ 李献华.杨从鑫主任运用厚朴温中汤的经验研究[J].中国中医药现代远程教育,2012,10(7):16-17.

［7］ 王献力,杨从鑫.杨从鑫主任治疗病毒性胆汁淤积型肝炎经验[J].中国中医药现代远程教育,2012,10(10):9-10.

［8］ 李献华.杨从鑫主任中医师中医成才经验研究[J].光明中医,2012,27(12):2415-2416.